Sitzungsberichte der Heidelberger Akademie der Wissenschaften

Mathematisch-naturwissenschaftliche Klasse

Die Jahrgänge bis 1921 einschließlich erschienen im Verlag von Carl Winter, Universitätsbuchhandlung in Heidelberg, die Jahrgänge 1922—1933 im Verlag Walter de Gruyter & Co. in Berlin, die Jahrgänge 1934—1944 bei der Weiß'schen Universitätsbuchhandlung in Heidelberg. 1945, 1946 und 1947 sind keine Sitzungsberichte erschienen.

Ab Jahrgang 1948 erscheinen die „Sitzungsberichte" im Springer-Verlag.

Inhalt des Jahrgangs 1948:

1. P. Christian und R. Haas. Über ein Farbenphänomen. DM 1.50.
2. W. Blaschke. Zur Bewegungsgeometrie auf der Kugel. DM 1.—.
3. P. Uhlenhuth. Entwicklung und Ergebnisse der Chemotherapie. DM 2.—.
4. P. Christian. Die Willkürbewegung im Umgang mit beweglichen Mechanismen. DM 1.50.
5. W. Bothe. Der Streufehler bei der Ausmessung von Nebelkammerbahnen im Magnetfeld. DM 1.—.
6. W. Troll. Urbild und Ursache in der Biologie. DM 1.50.
7. H. Wendt. Die Jansen-Rayleighsche Näherung zur Berechnung von Unterschallströmungen. DM 2.40.
8. K. H. Schubert. Über die Entwicklung zulässiger Funktionen nach den Eigenfunktionen bei definiten, selbstadjungierten Eigenwertaufgaben. DM 1.80.
9. W. Schaaff. Biegung mit Erhaltung konjugierter Systeme. DM 1.80.
10. A. Seybold und H. Mehner. Über den Gehalt von Vitamin C in Pflanzen. DM 9.60.

Inhalt des Jahrgangs 1949:

1. H. Maass. Automorphe Funktionen und indefinite quadratische Formen. DM 3.60.
2. O. H. Erdmannsdörffer. Über Fasergranite und Böllsteiner Gneis. DM 1.20.
3. K. H. Schubert. Die eindeutige Zerlegbarkeit eines Knotens in Primknoten DM 2.80.
4. K. Holldack. Grenzen der Herzauskultation. DM 4.20.
5. K. Freudenberg. Die Bildung ligninähnlicher Stoffe unter physiologischen Bedingungen. DM 1.—.
6. W. Troll und H. Weber. Morphologische und anatomische Studien an höheren Pflanzen. DM 7.80.
7. W. Doerr. Pathologische Anatomie der Glykolvergiftung und des Alloxandiabetes. MD 9.80.
8. W. Threlfall. Knotengruppe und Homologieinvarianten. DM 1.50.
9. F. Oehlkers. Mutationsauslösung durch Chemikalien. DM 3.80.
10. E. Sperner. Beziehungen zwischen geometrischer und algebraischer Anordnung. DM 3.—.
11. F. Heller. Ursus (Plionarctos) stehlini Kretzoi. DM 4.80.
12. W. Rauh. Klimatologie und Vegetationsverhältnisse der Athos-Halbinsel und der ostägäischen Inseln Lemnos, Evstratios, Mytiline und Chios. DM 10.50.
13. Y. Reenpää. Die Schwellenregeln in der Sinnesphysiologie und das psychophysische Problem. DM 1.60.

Sitzungsberichte
der Heidelberger Akademie der Wissenschaften
Mathematisch-naturwissenschaftliche Klasse
Jahrgang 1962/64, 4. Abhandlung

Gangarten der Arteriosklerose

Von

Wilhelm Doerr
Pathologisches Institut der Universität Heidelberg

Mit 23 Textabbildungen

(Vorgelegt in der Sitzung vom 22. Februar 1964)

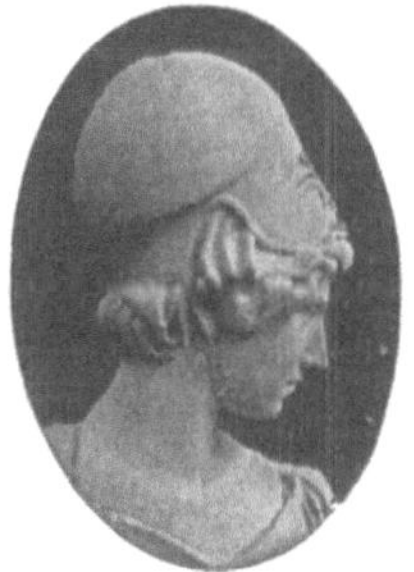

Springer-Verlag Berlin Heidelberg GmbH
1964

ISBN 978-3-662-11815-3 ISBN 978-3-662-11814-6 (eBook)
DOI 10.1007/978-3-662-11814-6

Ursprünglich erschienen bei Springer-Verlag OHG, Berlin · Göttingen · Heidelberg 1964

Herrn Professor Dr. Dr. h. c. GEORG BENNO GRUBER
zur Vollendung des 80. Lebensjahres (22. 2. 1964)
in herzlicher und dankbarer Verehrung

Gangarten der Arteriosklerose*

Von

Wilhelm Doerr

Pathologisches Institut der Universität Heidelberg

Inhaltsübersicht

A. Einleitung

Wer sich als Allgemeiner Pathologe zu den Fragen nach dem Wesen und den Entstehungsbedingungen der Arteriosklerose äußern soll, ist vor eine Aufgabe gestellt, deren Größe ihn verzweifeln läßt. Das labyrinthäre Gewirr der einer pathologisch-anatomischen Studie notwendig eigenen konditionalistischen Betrachtungsweise verlangt die ganze Kraft dessen, der sich um eine Klärung auch nur von Teilfragen bemüht, sowie sehr viel Geduld und wohlwollende Kritik bei dem, der zuhören und bestimmten Gedankengängen folgen will.

Gestatten Sie, daß ich versuche, am Anfang auf einige *begriffliche Schwierigkeiten* hinzuweisen. Wenn wir von „Arteriosklerose" sprechen, handeln wir so, als ob eine nosologische Entität — Entité morbide im Sinne von CHARCOT — gegeben wäre. Dies ist nicht — mindestens nicht ohne weiteres — der Fall. Wenn man ein Krankheitsbild beschreiben will, kann man verschieden vorgehen. *Definitionen und Namensgebungen kann man orientieren*

1. nach der klinischen Symptomatik (z.B. Rheuma, Typhus),

2. nach besonders charakteristischen gestaltlichen Veränderungen (Diphtheritis),

---

* Vorgetragen in der Kieler Med. Ges. (21. 2. 1963) und in erweiterter, überarbeiteter Form im Naturhistor. med. Verein Heidelberg (6.11. 1963).

3. nach der Summe der klinischen *und* anatomischen Phänomene.

Ein führendes klinisches Symptom, welches ausschließlich der Arteriosklerose zukäme, gibt es nicht. Eine anatomische Läsion welche, allein und für sich betrachtet, nur der Arteriosklerose äquivalent wäre, ist unbekannt. H. BREDT spricht treffend davon, daß ein Leitfossil, welches die stofflich-morphische Analyse garantiere, nicht existent sei. Eine terminologische Orientierung ausschließlich nach anatomischen Gegebenheiten ist ohne Leben; sie kann dem Kliniker nichts geben. Es wäre unzweifelhaft das Ideal, den Krankheitsbegriff der Arteriosklerose im Sinne von CHARCOT zu umreißen, also nach der Summe der wichtigeren gestaltlichen *und* funktionellen Besonderheiten auszurichten.

Eben hier liegt der Bruch. Die Klinik kann die Diagnose nur indirekt stellen, gewöhnlich an den Folgezuständen, z.B. den Durchblutungsstörungen. Und der Pathologe kann eine Definition nur dann geben, wenn er sich mit einer Skizzierung der allergröbsten, d.h. sehr zahlreichen, in ihrer Genese wahrscheinlich recht uneinheitlichen anatomischen Befunde begnügen will.

Diese Situation ist erstaunlich. Denn um die Erkennung der Arteriosklerose nach ihrem, wie es VIRCHOW nannte, innersten Wesen sind *ganz ungewöhnliche Anstrengungen gemacht worden.* — Es ist nämlich sozusagen alles gemacht: Es wurde gemessen, gewogen, gerechnet, getrocknet, geschnitten, verascht, maceriert, aufgelöst, fermentativ verdaut, der Elementaranalyse, der technischen Materialprüfung unterworfen, histo- und topochemisch, vergleichend-anatomisch und geographisch-pathologisch untersucht. Die Arterien sind in jeder nur denkbaren Weise be- und mißhandelt worden. Es wurde sehr viel Scharfsinn aufgebracht, aber es gibt auch manche autistisch gedachte These.

Eines ist sicher: *Die Frage nach dem Wesen der Arteriosklerose wird verschieden beantwortet werden je nachdem, wessen Meinung eingeholt wird.* Es gibt ganz ernst zu nehmende Chemiker, die versichern, der Drehpunkt der Problematik liege in einer Störung des Fettstoffwechsels, hervorgerufen oder ausgelöst z.B. durch eine Luxuskonsumption des Nahrungsfettes. Und es gibt nicht weniger ästimable Anatomopathologen, die einen glauben machen wollen, die Arteriosklerose sei eine ausschließlich aus der gestörten Biomorphologie der Schlagaderwände zu begreifende Erkrankung.

Organkrankheiten kann man einteilen in eigenständige und konkomittierende. Ist die Arteriosklerose eine originäre, d.h. nicht nur an die Schlagaderwände gebundene, sondern in ihren Ursachen ebendort verankerte Erkrankung, oder stellt sie die Antwort auf eine primär und außerhalb des Gefäßapparates in Szene gehende Störung dar?

Sie ist weder das eine noch das andere. *Sie hat von beiden Charakteren etwas.* Die Alternative verliert ihre Schärfe, wenn man sich konkretisiert. *Welche pathischen Phänomene sind an den Gefäßwänden bekannt?*

Tabelle

A. Störungen der Entwicklung, z.B. fehlerhafte Gewebekomposition.

B. Störungen des Erhaltungsstoffwechsels, z.B. Veränderung der Konstitution, Transstitution; Abiotrophie, Nekrohamartose.

C. Störungen des Funktionsstoffwechsels, z.B. Änderung einer sonst geleisteten Aufgabe, Phanerose von Fettstoffen usw.

D. Abnorme Belastungen der Gefäßwand, z.B. physikalische, physikochemische, ausschließlich humorale (toxisch-allergisch-entzündliche).

E. Geschwulstige Entartungen.

Die Punkte A und E stehen heute nicht zur Diskussion. *Wenn man von Arteriosklerose spricht,* meint man alle Vorgänge unter C und D. Wenn ich recht sehe, ist die von HUECK und HOLLE gegebene *Definition* der Arteriosklerose geeignet, einen Ausgang für künftige Präzisionen zu geben. Sie besagt: „Arteriosklerose" ist ein „Sammelname" für verschiedenartige krankhafte Umgestaltungen der Gefäßwand, welche zu einer Verhärtung und Leistungsminderung führen.

Auf den ersten Blick erscheint die Aussage zu allgemein; bei näherem Zusehen erweist sie sich als brauchbar.

Ich habe über Gangarten zu berichten. Was ist dies? Der verstorbene Münsteraner Internist ARTHUR RÜHL hat, als er Assistent unter meinem Amtsvorgänger (in Berlin-West) WALTER KOCH in Charlottenburg-Westend war (1929), eine Monographie unter dem Titel „Gangarten der Arteriosklerose" vorgelegt. RÜHL und KOCH waren bestrebt, durch röntgen-anatomische Untersuchungen eine Akzentuation, d.h. eine Schwerpunktbildung im Sinne bestimmter provinzieller Präponderanzen der Arteriosklerose herauszuarbeiten. *So meine ich es nicht.* Ich denke vielmehr an Verlaufsarten, welche mit Prävalenz bestimmter pathogenetischer Mechanismen einhergehen. Welche aber sind diese?

Ich möchte berichten

1. über einige wenige normalanatomische Tatsachen, die für den Fortgang der Verhandlung wichtig sind, und

2. über eine Reihe von eigenen Untersuchungen, so wie sie sich in gedanklicher und zeitlicher Folge im Laufe von 10 Jahren entwickelt haben. Dabei werden sich die Gangarten in unserem Sinne gleichsam von selbst präsentieren.

B. Über den Schauplatz des Geschehens

Ich beginne mit den *orthischen Prämissen:* Die Anlage des menschlichen Herzens schlägt, bevor ein Kreislauf existiert. Die primitiven Blutzellen, die mit den späteren Uferzellen der allerersten Rinnsale identisch sind, stampfen am Orte und rücken hin und her. Vom 14. Tage der menschlichen embryonalen Existenz an tritt eine gerichtete Bewegung auf. Welche Kräfte sind am Werke? Der Kreislauf dient dem Stoffwechsel. Die Organanlagen mit dem stärksten Stoffumsatz haben die besten, natürlich zunächst capillären Gefäße. Die primitiven Kiemenbogenarterien treten am 20., die Lungenstammvene am 30., eine stärkere gewebliche Reife, d.h. eine erkennbare Fibrillenbildung etwa am 70. Tage auf. Von jetzt an spielen hämodynamische Faktoren eine Rolle. *Die mikroskopische Anatomie der Blutgefäße ist überreich an Besonderheiten.* Vom Standpunkte einer vergleichenden Betrachtung kann man folgendes herausschälen: Es gibt in der ganzen Länge des Gefäßapparates nur *2 gemeinsame Einrichtungen* (HOLLE), nämlich 1. ein Endothelohr und 2. eine Accessoria. Beide sind nicht einheitlich. Das Gewicht der Gesamtheit aller Endothele wird von LINZBACH auf etwa 4 kg geschätzt. Die individuelle Ausgestaltung der Accessoria macht den Typus eines Gefäßes aus. Form, Begrenzung und Befestigung des Endothels, Zellulation des subendothelialen Lagers der Intima, Dicke und etwaige Porositäten der Membranen, Qualität und Quantität der Mediastrukturen sowie Einbau, Ursprungswinkel und Dichte von Seitenzweigen, Organisation und Verlauf der Vasa vasorum repräsentieren die Varianten. Wer sich nicht mit ganzer Kraft um diese Dinge bemüht, kennt sich nicht aus. Es gibt heute Spezialisten für Deckzellen, Basalmembranen, elastisch-muskuläre Verbindungen und natürlich für die Grundsubstanz.

Das *Endothel* — der Terminus geht auf WILHELM HIS sen. zurück — ist in seinen Konturen am besten noch immer durch die von HOYER 1865 eingeführte Silberimprägnation deutlich zu machen. Die Halterung der Endothele gegeneinander ist nicht absolut geklärt: Oberflächenattraktion, Intercellularbrücken, Interdigitation werden erörtert; die berühmten interendothelialen Stomata (v. RECKLINGHAUSEN 1863, J. ARNOLD 1876), mehr noch die Existenz einer etwaigen Kittsubstanz (ARNOLD 1873), einer vielleicht gelähnlichen Masse, werden ebenso oft negiert wie in den letzten Jahren doch immer wieder — so von ZWEIFACH in dem lesenswerten Buche von LANSING (1959) — zur Diskussion gestellt. Interessant ist, daß die interendothelialen Abstände ziemlich genau 100 Å breit sind (POLICARD). Die Oberfläche der Endothelien ist niemals glatt; sie tragen kleinzottige Erhabenheiten. Die Anzahl der Mitochondrien ist gering. Die Histochemie der Endothelien ist nicht sehr reichhaltig. Die kardinale Frage aber ist die der Permeation. Die blasigen Protoplasmaeinschlüsse legen den Gedanken nahe, daß es sich um resorptive und transportative Vorgänge handelt (Athro- oder Potocytose; Pinocytose = cell drinking; Cytopempsis = transendothelialer Transport).

Bei nahezu allen Störungen der Kreislaufperipherie jenseits der Lebenswende ist die *Aorta* ursächlich oder unterstützend beteiligt oder mitbeteiligt. Wir haben uns daher angewöhnt, die Aorten im *Längsschnitt* zu untersuchen. Bei guter Technik ist man von der Schönheit und Aussagekraft der Präparate beeindruckt. Die Intima ist viel breiter, als man sich das vorstellt. Die Aorta wird als Typus eines elastischen Gefäßes bezeichnet. Es ist dies nicht ganz korrekt, denn sie enthält viel mehr Muskulatur, als man erwartet. Diese ist im Sinne eines Fischgrätenmusters angeordnet. Man kann sie mit Säurealizarinblau und Nachbehandlung durch Phosphormolybdänsäure gut herausarbeiten. HANS PETERSEN hat vor Jahren (1925) darauf hingewiesen, daß durch die innige Symbiose von elastischen Netzen und glatter Muskulatur ein kompliziertes verformbares System von mindestens 2 Freiheitsgraden entstanden sei, welches — entsprechend dem *Prinzip von* CASTIGLIANO — während des Lebens seine Gestalt so lange ändert, bis die formverändernden Kräfte mit den auftretenden Spannungen im Gleichgewicht stehen. Die hierbei zu leistende Formveränderungsarbeit betrage — eben dies entspreche dem Ökonomieprinzip — ein Minimum. *Elektronenmikroskopisch* erkennt man deutlich die Insertion der glatten Muskelfasern an den elastischen Platten. Jede Störung dieser interessanten Kontaktpunkte dürfte imstande sein, das Maximum-Minimum-Prinzip zu brechen. Dadurch muß es zu funktionell, später auch anatomisch folgenschweren Konsequenzen kommen.

Von besonderer Wichtigkeit sind die Strukturen der *Intima*. Wir — die Pathologen — sind das Opfer der Solidarpathologie

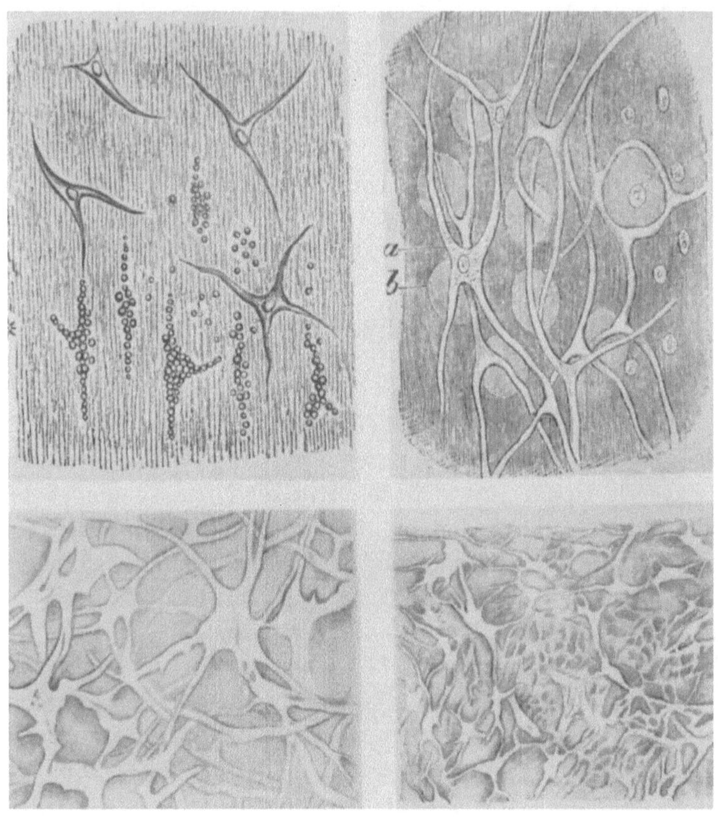

Abb. 1. Reproduktion der sog. Langhans-Zellen der Intima der Aorta. Obere Reihe aus dem Lehrbuch von C. v. ROKITANSKY 1856, untere Reihe aus der Originalarbeit von TH. LANGHANS 1866

unserer Paraffinschnitte (RÖSSLE). Unsere pathologisch-anatomischen Altvorderen waren uns überlegen. Durch die Unmittelbarkeit der Beobachtung ihrer mit dürftiger Zupftechnik gewonnenen Präparate, die arm an Schrumpfung waren, wurden Zellen der Intima dargestellt, die für die Pathogenese der Arteriosklerose von entscheidender Bedeutung sind. C. v. ROKITANSKY (1856) und TH. LANGHANS (1866) haben diejenigen sternförmigen Zellen bereits gekannt, die am Anfang der Entwicklung einer Arteriosklerose stehen *können* (Abb. 1).

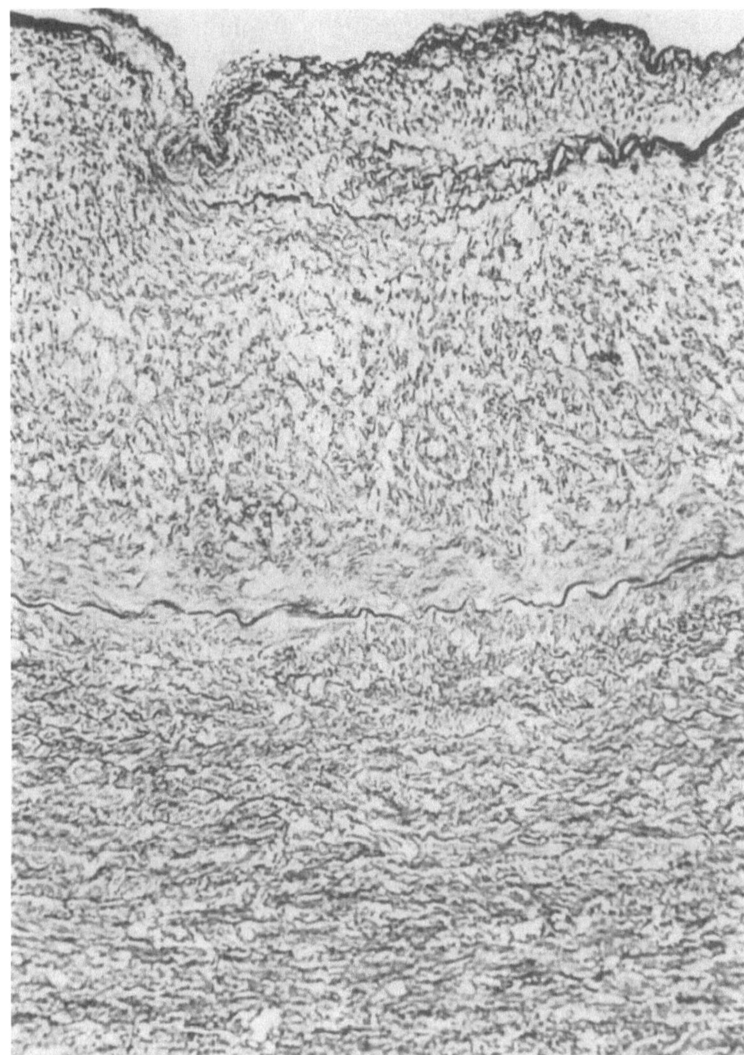

Abb. 2. Intima der Aorta einer $39^{1}/_{2}$ Jahre alt gewordenen, an einer atonischen Nachblutung post partum verstorbenen Frau, keine Arteriosklerose. Paraffin, Elastica, Photogramm, Vergr. 1:110. Darstellung des Mesenchymschwammes der Lendenaorta. Leichte Elastose. Einsickerung einer plasmatischen Flüssigkeit — im Bilde rechts — an der Intimamediagrenze. Die den Mesenchymschwamm aufbauenden sternförmigen Zellen sind die sog. Langhans-Zellen

Die Intima ist also ein *Mesenchymschwamm* (Abb. 2). Sie ist nicht an allen Stellen gleich dick. Sie wird durch einen systolischen Flüssigkeitsdruck von etwa 50 kg/cm² belastet (LINZBACH 1957). Dies ist der Grund, weshalb normalerweise Vasa vasorum dort nicht zu sehen sind. Es gilt das nicht absolut. In der Aorta existieren einige wenige translumenale Gefäße (WOERNER). Die *Stoffwechselgröße* der sternförmigen sog. *Langhans-Zellen* kann man durch einfache *Indikatoruntersuchungen* optisch sichtbar machen und einem allgemeinen Verständnis näherbringen. Wenn man die für die menschliche Aorta wichtige, von SMETANA (1930) beschriebene, kleine Arterie, die aus der linken Subclavia entspringt, mit frisch bereiteter Tetrazollösung beschickt und die aufsteigende Aorta bei schlußfähigen Klappen mit TTC stark anfüllt, die absteigende Brustaorta und die erreichbaren Seitenarterien abklemmt und einige Minuten zuwartet, findet man sehr zahlreiche Formazankristalle im Bereich der Langhans-Zellschicht, natürlich auch in der glatten Muskulatur (DOERR 1963). Der Standort der Kristalle bezeichnet die ungefähre Lage sog. Oxydoreduktionsgebiete. Die Atmungsgröße der Aortenwand wird uns noch zu beschäftigen haben. Inzwischen sind etwa 12 verschiedene Fermente nachgewiesen worden (BARROWS und CHOW 1959). Es wird neuerdings angegeben, daß die glatten Muskelfasern der Gefäßwände einem primitiven Zelltypus entsprächen, mit den glattmuskulären Elementen der Gebärmutterwand nicht vergleichbar seien, bestimmten Bindegewebszellen nahestünden, ja daß Myosin aber auch Kollagen und Elastin der Aortenwand nicht identisch wären mit den entsprechenden Substanzen anderer Standorte. Die Konzeption, die glatte Muskulatur des Gesamtorganismus repräsentiere eine biologische Einheit, sei ein glatter Irrtum (MOMMAERTS 1959). — Es bestehen jedenfalls innige Beziehungen zwischen enzymatischer Aktivität und physikalischen Veränderungen des Myosin.

Über die Beziehungen zwischen der sog. Grundsubstanz der Arterienwände, d.h. der viscösen Flüssigkeit außerhalb der Zellen und den paraplatischen Strukturen, ist eine umfangreiche Literatur entstanden. Die Anwesenheit von Schleimstoffen in der Arterienwand ist zuerst von BJÖRLING 1911 nachgewiesen und von ARTHUR SCHULTZ in Kiel (unter JORES) 1922 und 1923 bestätigt worden. Die sog. Grundsubstanz ist

1. als Sekretionsprodukt der Gesamtheit der Bindegewebszellen, vor allem der Intimamediagrenze, aber

2. auch als Folge eines dem Druckgefälle von innen nach außen entsprechend orientierten diffundierenden Säftestromes aufzufassen.

Die an sauren Mucopolysacchariden reiche Grundsubstanz, kollagene Fibrillen und elastische Lamellen repräsentieren eine einzige stoffliche Funktionseinheit. Die Fibrillen entstehen aus der Grundsubstanz, und die Grundsubstanz schützt die Fibrillen vor vorzeitigem Verschleiß, vor Alterung und autofermentativer Digestion (BATCHELOR und LEVENE; KIRK; LANSING, sämtlich 1959).

C. Die erste Gangart

Soweit die orthischen Gegebenheiten. Wer von einer in zahlreichen Einzeluntersuchungen gewachsenen Erfahrung zu einem allgemeinen Verständnis vordringen will, muß sich einer Reihe von Schwierigkeiten bewußt bleiben (DOERR 1961):

1. der in der Biorheuse beschlossenen stofflichen und texturellen Veränderungen des Alternsganges,

2. der außergewöhnlichen Schwierigkeiten, die einer präparativen Bearbeitung entgegenstehen (Äquivalentbildfrage) und

3. der zahllosen Besonderheiten in der feineren Struktur der Extremitäten- und Organschlagadern. Ich komme hierauf zurück.

Als ich im Jahre 1953 nach Berlin kam, fiel mir im Leichenöffnungsgut des Krankenhauses Charlottenburg-Westend eine starke Häufung schwerster exulcerativer Skleratheromatosen der Aorta, vor allem der Bauchschlagader auf. Die Befunde waren aus der Überalterung der Berliner Bevölkerung und durch die infolge der Berliner Blockade von 1948 bis 1950 um einige Jahre postponierte sog. Wiederauffütterung einigermaßen zu verstehen. F. A. PEZOLD hat das pathologisch-anatomische Erfahrungsgut meines damaligen Institutes statistisch ausgewertet (1961).

Meine eigene ursprüngliche Absicht zielte zunächst weniger auf eine Beschäftigung mit der Arteriosklerose. Die exulcerativen Zerklüftungen der Lendenaorta legten den Gedanken nahe, die alte Angabe von KLINGE zu prüfen, ob geschwürige Sklerosen der Lendenaorta tatsächlich auf eine rheumatische Ätiologie verdächtig wären. Wir hatten seinerzeit (1955, 1956) eine kombinierte Untersuchung an 100 ausgewählten Fällen vorgenommen (DOERR und GOERTTLER 1958), deren Katamnese uns auf einen Rheumatismus hinlänglich verdächtig zu sein schien. Wir übersehen jetzt 250 Fälle. Über die Einzelheiten wurde 1963 berichtet. Heute geht es um folgendes:

1. Wir haben uns einer Untersuchungstechnik bedient, die vor Jahren von KLINGE am Leipziger Institut von HUECK inauguriert und von uns etwas verändert wurde. Die Aorten wurden gerollt und der Länge nach geschnitten.

2. Ich habe unter 250 Aorten nur 7mal rheumatische Granulome an den Vasa vasorum gefunden.

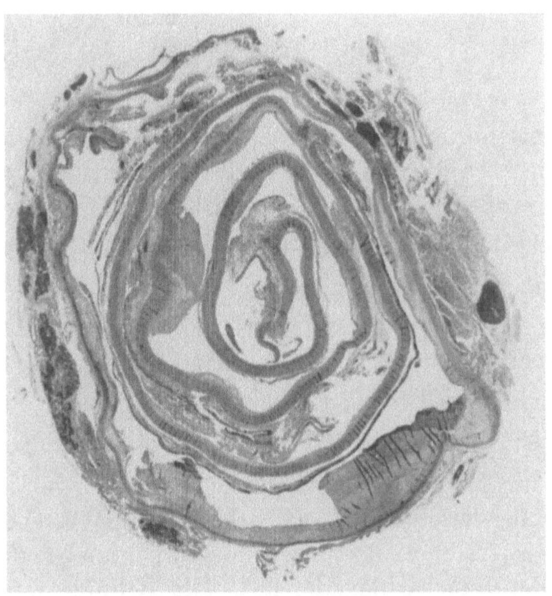

Abb. 3. Aorta, Totalschnitt, 54jähriger Mann, Paraffin, HE, Photogramm, Vergr. 1:1. In Bildmitte liegt der Aortenursprung. Die Intima zeigt nach dem Zentrum der Aortenrolle. Starke, teils diffus ausgebildete, teils knopfförmige Verdickung der Intima. — Todeskrankheit: Myokardinfarkt

Dagegen ist klar geworden, was wir früher nicht wußten, daß *skleratheromatöse Veränderungen* sozusagen über die ganze Länge *ausgedehnt sein können:*

1. Unser Bild (Abb. 3) zeigt die Aorta eines *54jährigen Mannes* (SN 290/56). Tod an Myokardinfarkt. Sehr ausgedehnte, distal an Stärke zunehmende Einlagerungen von atherösen Fetteiweißmassen.

2. Aorta einer *62jährigen Frau* (Abb. 4) (SN 338/56), Grundleiden Ovarialcarcinom. Es findet sich wieder eine besonders ausgedehnte, angesichts der konsumierenden Allgemeinerkrankung ungewöhnlich starke, verfettende und geschwürige, gleichsam von oben bis unten reichende Sklerose.

3. So schön derartige Präparate sind, so wenig leisten sie für die Erkennung der initialen Veränderungen. Man muß da schon Aorten mit weniger starken Läsionen auswählen. Das Bild (Abb. 5)

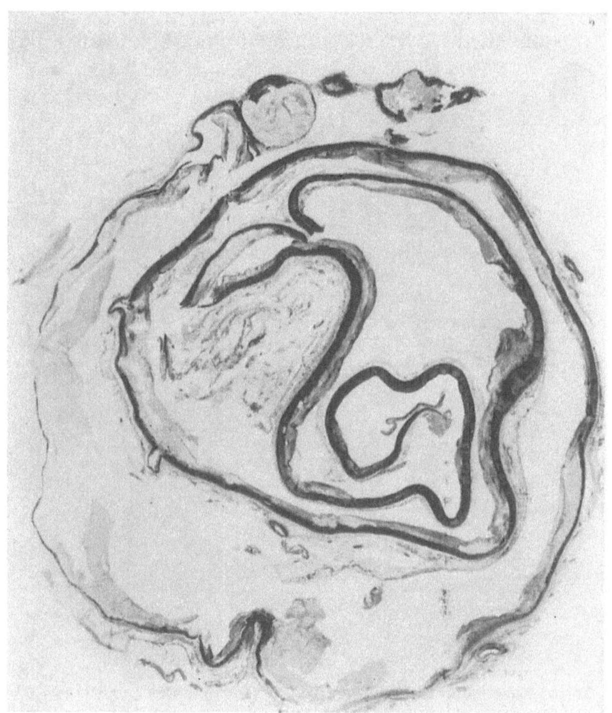

Abb. 4. Aorta, Totalschnitt, 62jährige Frau. Technik wie in Abb. 3; Elastica. Höchst ausgedehnte, teils verfettende, teils exulcerative Atheromatose. — Todeskrankheit: Ovarialcarcinom

zeigt schmale streifenförmige Flüssigkeitsstraßen in der absteigenden Brustaorta (SN 370/56). Wo aber liegen sie genau und wodurch kommen sie zustande?

Wenn man die ungewöhnliche Ausbreitung der atherösen Veränderungen unvoreingenommen betrachtet, so scheinen mir zwei Entstehungsmöglichkeiten gegeben: Entweder kommt das atheröse Intimaödem aus dem Hauptblutstrom, oder es handelt sich um eine systematisierte Erkrankung des in der Intima etablierten Mesenchymschwammes. Wegen der Reichlichkeit saurer Mucopolysaccharide in den Ödemstraßen könnte man an eine „Mukopolysaccharidose" denken. W. H. Hauss hat über einen gesteigerten Einbau von S^{35} in das Bindegewebe der Gefäßwände in der präsklerotischen Phase — freilich nicht nur der Gefäße, sondern auch im Mesenchym kleiner Hautbiopsien — berichtet. So einfach liegen die Dinge aber nicht; wir werden auf die interessanten Auffassungen von HAUSS zurückkommen (S. 44). Denn einmal gibt es echte Mucopolysaccharidosen, z.B. die v.-Pfaundler-Hurlersche Krankheit, bei der zwar Aortenveränderungen bekannt und abgebildet

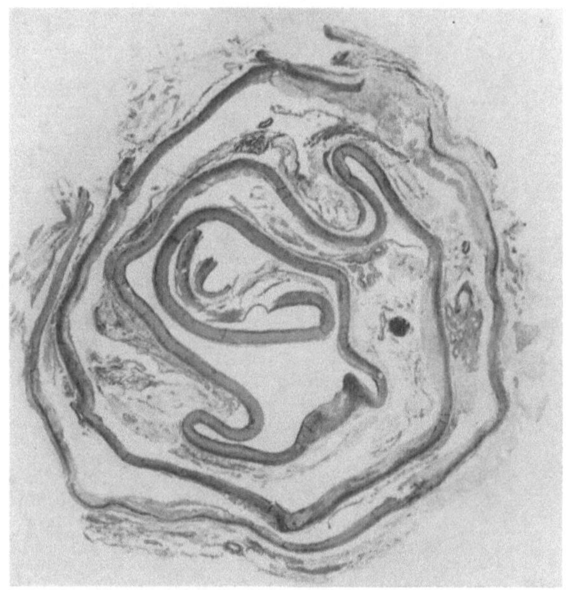

Abb. 5. Aorta, Totalschnitt, 71jähriger Mann. Technik wie in Abb. 3; Elastica. Schwere teilweise exulcerative Skleratheromatose. Bandförmige Aufhellungen der tiefen Intima Zerklüftung der Intimaoberfläche

sind (DOERR 1963), bei der aber eine Arteriosklerose nicht gegeben ist. Und zum anderen müßte, wäre bei der Arteriosklerose schlechthin eine systematisierte Mesenchymerkrankung gegeben, am kollagenen Gewebe des Bewegungsapparates, an Fascien, Organkapseln u. dgl. etwas zu finden sein. Das ist nun nicht der Fall.

Angesichts der sehr starken Ausbreitung der Aortensklerose ist daher der Gedanke näherliegend, daß eine Einsickerung vom Hauptblutstrome statthat.

Der bekannte russische Arterioskleroseforscher ANITSCHKOW hat seit fast einem Menschenalter die Auffassung vertreten, die *Arterienwände unterlägen fortgesetzt* einer von innen nach außen, von der Intima zur Adventitia orientierten, filtratorisch-perfusorischen plasmatischen Durchtränkung. Die sog. *Filtrationstheorie* hat gewichtige Fürsprecher — WILENS (1951), PAGE (1954), BATCHELOR

(1957), LINZBACH (1957) — gefunden. Es gibt experimentelle Stützen. Wenn wir von der Überzeugung ausgehen, daß „alles Pathische entgleiste Norm" und „die Pathologie eine Physiologie mit Hindernissen" ist (VIRCHOW), ist der Gedanke bestrickend, wenigstens einen Teil der atheromatösen Beete als durch eine Abpressung von Lipoproteiden aus dem Hauptblutstrome durch den

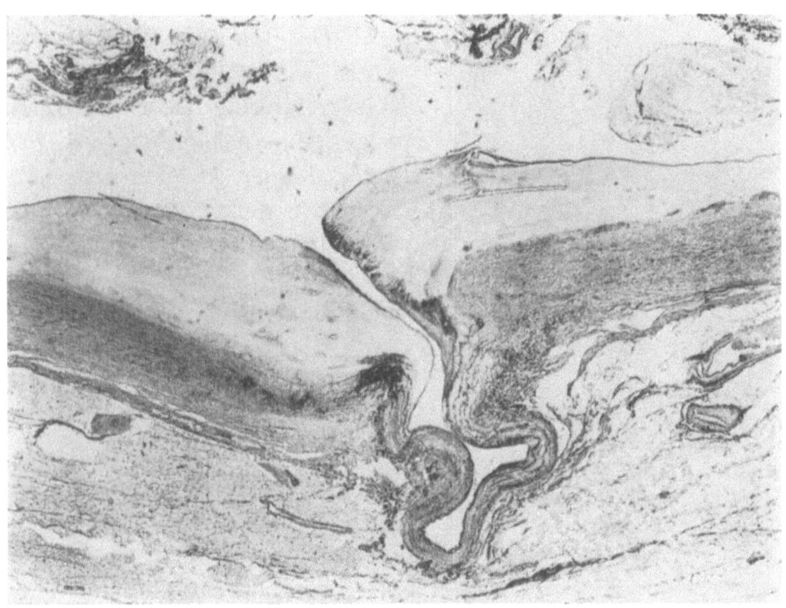

Abb. 6. Ausschnitt aus der absteigenden Aorta, Grenze Brust-Bauch-Region, kleines Seitenarterienostium, napfförmige Verdickung. Paraffin, Elastica, Photogramm, Vergr. Luminar 1:60. Der Blutstrom hat in vivo einen Verlauf von links nach rechts genommen. Die stromabwärts gelegene Ostiumlippe ist am meisten verdickt

arteriellen Blutdruck in den Mesenchymschwamm der Intima entstanden zu denken. LINZBACH hat das Problem rechnerisch durchgearbeitet. Er hat aber den plasmatischen Längsstrom nicht eigentlich gezeigt.

Ich spreche nicht von Infiltration, sondern von *Perfusion.* Denn was in die Gefäßwand eintritt, muß normalerweise auch wieder hinaus. Die Schlagaderwand wird daher in gesunden Tagen „perfundiert", also durchspült. Erst dann, wenn eine Störung des Transitverkehrs vorhanden sein sollte, wenn die Reinigungskapazität eingeschränkt ist, resultieren pathische Phänomene, über die noch zu sprechen sein wird.

Um den in Rede stehenden Mechanismus besser verstehen zu können, *kommt es darauf an, die für die etwaige Einpressung des*

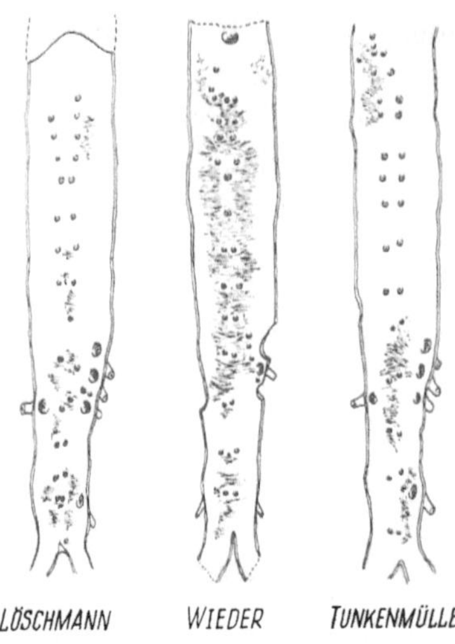

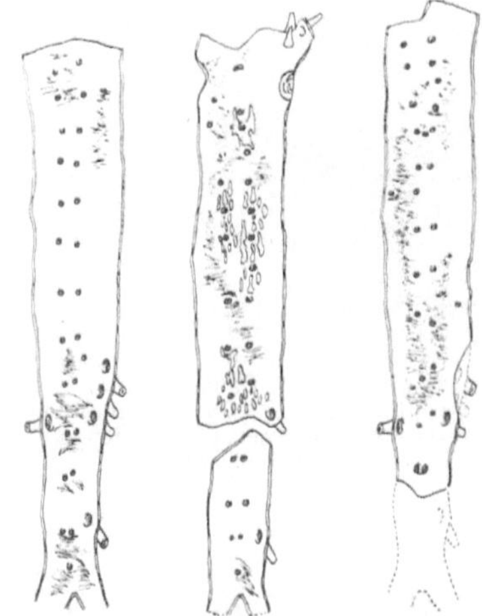

Abb. 7. Reproduktion eines besonders charakteristischen Detail der auf S. 155 der Originalabhandlung von Geh.-Rat Prof. PAUL ERNST wiedergegebenen Zeichnung (von P. ERNSTs eigener Hand). Die Wellenlinien sind *keine* Artefakte (DOERR 1962)

plasmatischen Randstromes am meisten geeigneten Stellen des Strombahnufers ausfindig zu machen. Ich glaube, daß man mit der für diese Dinge gültigen Sicherheit *2 Prädilektionsorte* für die Einpressung des Blutplasmas angeben kann:

1. Der Längsschnitt durch die Aorta eines Falles mit mittelstarker Arteriosklerose (SN 1074/55) zeigt (Abb. 6) *knopfförmige sklerotische Platten* an den Ostien der kleinen Seitenarterien. Wenn man Glück hat, trifft man Seitenarterien, in welche die atheromatösen Massen wie in eine Düse hineingespritzt sind.

2. Die Aorten junger Menschen zeigen im Bereiche der sog. kleinen Kurvaturen, also an den Innenkurven der physiologischen Krümmungen, die von VIRCHOW bekannten, von PAUL ERNST 1916 in der Festschrift für MARCHAND besonders bearbeiteten äußerst feinen sog. *funktionellen Strukturen* (Abb. 7). Sie liegen etwas seitlich der Mediane (DOERR 1963, JIPP 1963). Wer sie kennt, findet sie immer wieder. Sie haben seit mehr als 40 Jahren keine rechte Bearbeitung gefunden. Es mag dies ein Problem der Untersuchungstechnik gewesen sein. Wenn man die betreffenden Aorten auf dem Kryostaten nativ schneidet, sieht man die Riffel besonders gut. Mit stärkerer Vergrößerung (Abb. 8) ist man von der Mächtigkeit der rhythmischen Formationen beeindruckt.

Wer das *Schicksal der Riffel* verfolgt, begegnet erregenden architektonischen Umbauvorgängen. Sie führen geradlinig zu dem

Geschehen, das MAX BÜRGER einst *Physiosklerose* genannt hatte. Welche Tatsachen sind bekannt?

Alle Menschen haben im Bereiche der *Innenkurven* der Schlagaderkrümmungen eine verhältnismäßig breite, zellreiche, stoffwechselaktive, plastische Intima. Dort liegen immer einige Riffel oder Rippeln. Diese werden auf zweierlei Weise derart umgebaut,

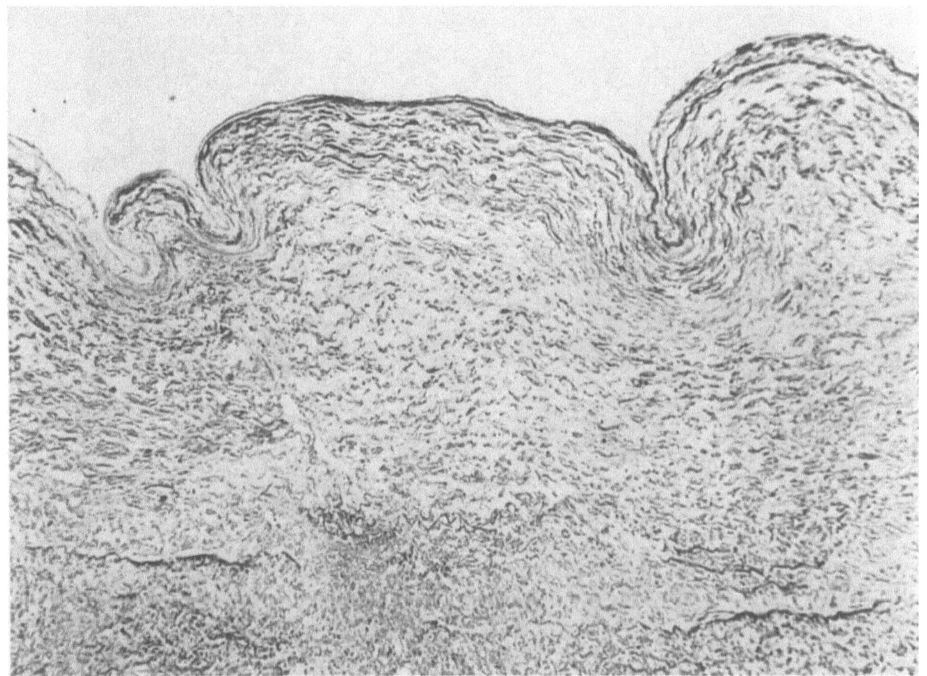

Abb. 8. Sogenannte funktionelle Struktur aus der Lendenaorta eines $58^1/_2$ Jahre alt gewordenen Mannes; Todeskrankheit: xanthöse Granulomatose. — Besonders starke Riffelbildung. Die Riffelkuppen sind der Richtung des Blutstromes entgegengewendet. Paraffin, Elastica, Photogramm, Vergr. 1:110. — Die schwarzen Streifen im unteren Bildabschnitt entsprechen den an der Intima-Media-Grenze gelegenen elastischen Grenzlamellen

daß sie mit dem vollendeten 3. Lebensjahrzehnt im allgemeinen verschwunden sind. Gleichzeitig ist eine mäßig starke Intimasklerose entstanden.

Die Tatsache, daß die Rippeln an den Krümmerstrecken liegen, legt den Verdacht nahe, daß Turbulenzen wirksam gewesen sein könnten. In der *freien Natur* kommen ähnliche Formationen, z. B. an Flußläufen mit starken Krümmungen, aber auch im *Sandwatt* unserer Nordseeküste (Abb. 9), vor. Die *technische Strömungslehre* kennt diese Phänomene ganz gut. Bezogen auf die bemerkenswert gleichmäßig konfigurierten Rippeln der Ernstschen Strukturen ist der Verdacht naheliegend, daß es auch in der menschlichen

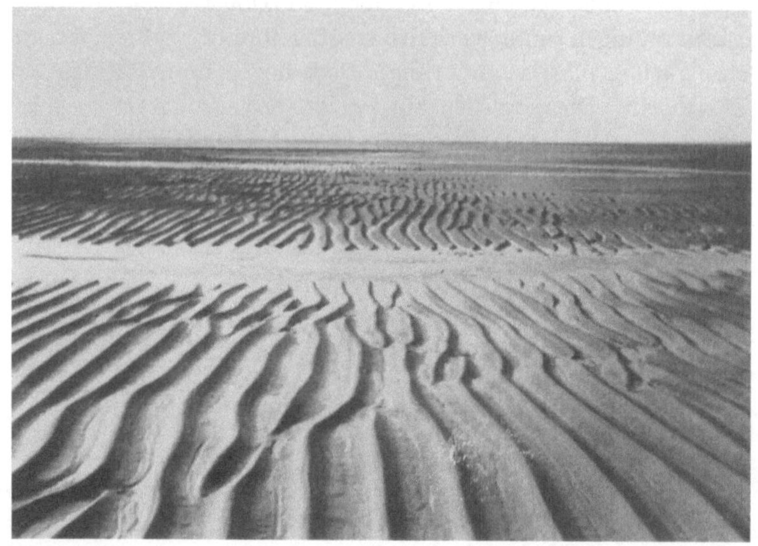

Abb. 9. Sandwattformationen vor Hörnum auf Sylt. Sogenannte Kleinrippeln nach einer Sturmflut. Das Bild verdanke ich der Liebenswürdigkeit von Prof. Dr. A. W. FISCHER (Kiel)

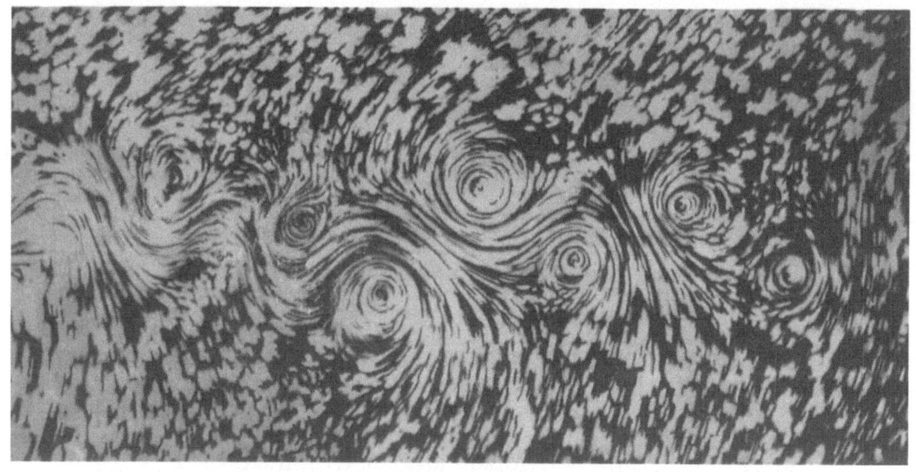

Abb. 10. Reproduktion der sog. v.-Kármánschen Wirbelstraße nach ECK. Zeichnerisch überarbeitet

Aorta Totwasserzonen gibt. Diese entstehen bei der Umströmung sog. zylindrischer Widerstandskörper. Der Zylindermantel würde der Aortenwand im Krümmungsbereich entsprechen. Abhängig von der Reynoldsschen Zahl mag eine sog. *v. Kármánsche Wirbelstraße* entstehen (Abb. 10).

Welche Deutung diese Befunde im einzelnen finden mögen, der *Umbau der Rippeln* verläuft *in zweifacher Weise:*

1. Von den zwischen den Erhabenheiten gelegenen Tälern aus sickern breite Flüssigkeitsstraßen in die Tiefe. So entsteht je nach der Zusammensetzung des Ödems entweder eine Absteifung der

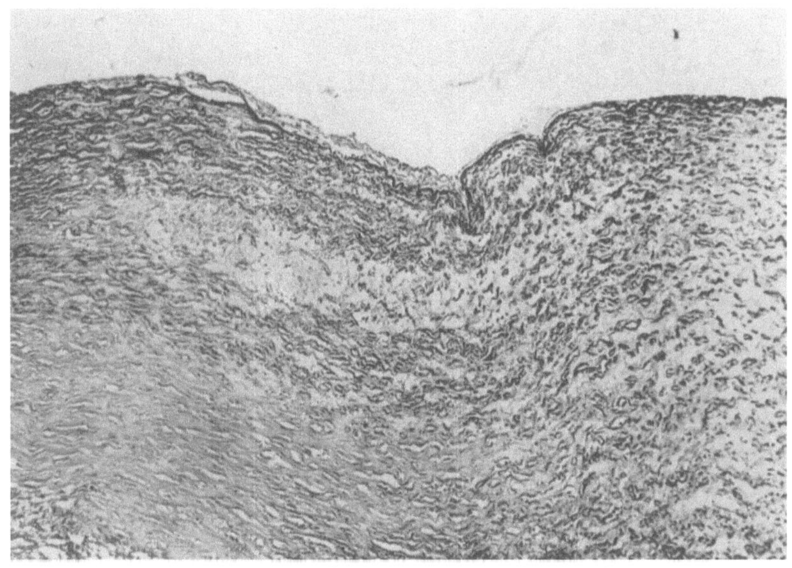

Abb. 11. Sogenannte Grundwasserdrift. Bauchaorta eines 59jährigen Mannes; HE, Paraffin, Photogramm 1:220. — Seichte zwischen zwei flachen Riffeln gelegene interkolumnare Talsohle. Der untere Bildrand entspricht dem Übergang zur Media. — Helle Flüssigkeitsstraße von links nach rechts im Sinne der Blutstromrichtung ausgebreitet

Intimafalten mit Nivellierung der Oberfläche oder eine Rarefikation des mesenchymalen Reticulum mit einem breiten Bett des — wie man es nennen könnte — *Grundwasserstromes* (Abb. 11).

2. Im Bereiche der Täler zwischen den Rippeln kann es aber zur Ablagerung eines fibrillären Materials mit vielen elastischen Fäserchen kommen. Es handelt sich um kleine *Plomben*, um Füllselbildungen, die ihre eigene Geschichte haben. Sie entstehen sehr wahrscheinlich auf dem Boden von mikrothrombotischen Sedimentationen (Abb. 12). Diese werden organisiert und mittels der Endothelien in die Intima inkorporiert.

Beide Vorgänge führen über kurz oder lang zur Verdickung der an den Krümmern ohnehin stärkeren Intima und erzeugen einen für den Fachmann außerordentlich erregenden geweblichen Umbau. Ich kann dies nur Physiosklerose nennen. Ob aus diesen Anfängen

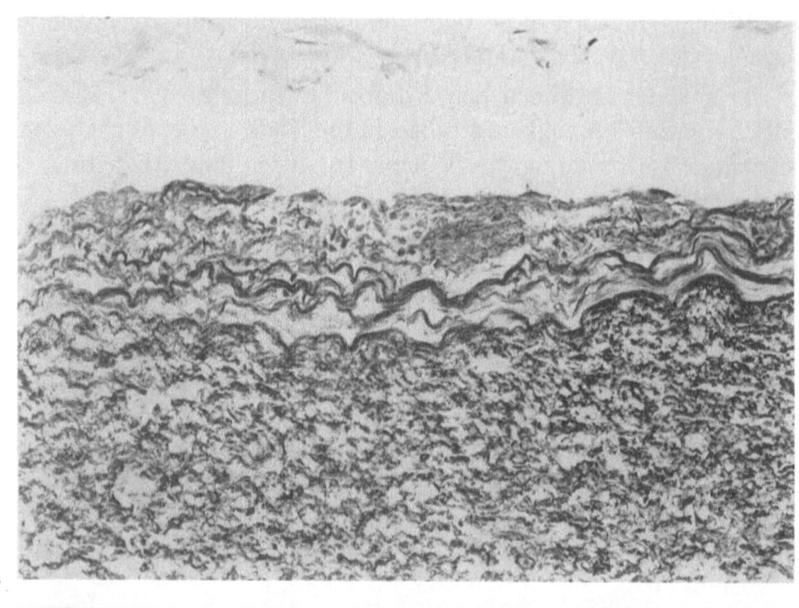

a

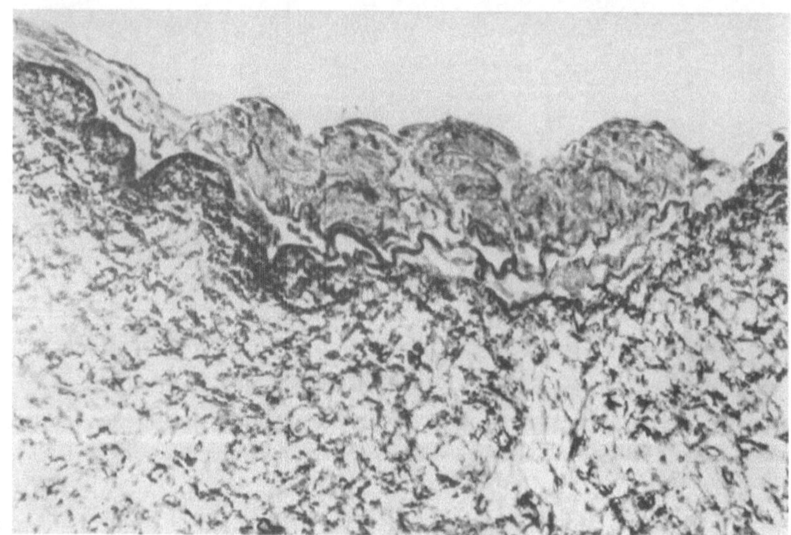

b

Abb. 12a u. b. Absteigende Aorta, Lendenlordose, 23jähriger Mann, Schädelhirntrauma; Paraffin, Elastica, Photogramme, Vergr. 1:220. a Flache langausgezogene Fibrinschlieren, beginnende Fibrillisation. b Im Grunde zwischen zwei Riffeln ein Fibrinhäufchen mit beginnender Organisation. — Beispiel der Fibrininkorporation

einer Umstrukturierung eine echte Sklerose wird — Pierach nennt diese dann Pathosklerose —, ist eine andere Frage. So viel ist sicher:

In den tiefen Intimaschichten findet sich eine Art von Grundwasser (ESSBACH). Seine Drift ist von vielen Faktoren abhängig; es kann, aber es muß nicht haben eine pathologische Leistung. DANIELLI meinte einst (in anderem Zusammenhange), eine Diffusion sei nicht eine Passage durch hindernisfreie Poren. *Diffusion sei eher eine Art Hindernisrennen.* Ein Hindernis aber — in unseren Fällen die fenestrierten elastischen Membranen — sei eine Potentialschranke. Um sie zu überwinden, müsse eine Aktivierungsenergie aufgebracht werden.

Die sog. *Filtrations-* besser *Perfusionstheorie der inzipienten Atherosklerose* kann nur dann zu pathogenetisch befriedigenden Aspekten führen, wenn eine Reihe von Faktoren bedacht wird (PAGE 1954):

1. feinere Morphologie der Arterienwände zum Zwecke des Nachweises der am meisten vulnerablen Uferstellen (sog. Achillesferse),

2. Zusammensetzung des Blutplasma,

3. Blutdruck und Filtrationsrate,

4. Reagibilität der Arterienwand, insbesondere die sog. metabolische Kapazität des intimalen Mesenchymschwammes.

Man kann jedenfalls das Grundwasser *sehen*, bei geeigneter Technik immer. Ein Teil der lipoidarmen mucoiden Ödeme ist nichts anderes als *Stauwasser* vor den Laminae fenestratae. Unter bestimmten Bedingungen, die wir nicht kennen, verrichtet das Ödem eine pathologische Leistung. Es bricht ein, zerstört die elastischen Lamellen und erzeugt „*Amputationsstümpfe*". Man hat fast den Eindruck, daß gleiche oder ähnliche Ursachen verschiedene Wirkungen haben können, je nachdem ob der Schauplatz der Handlung geeignet ist oder nicht.

Aus diesen Arbeiten zur Aortensklerose haben wir dreierlei gelernt:

1. Die *Achillesfersen* der Aorta liegen an den *Seitenarterienostien* und *an den „funktionellen Strukturen"*.

2. Der schräg-longitudinal die Aortenwand durchsetzende Saftstrom ist eine Realität. Er wird von den Vasa vasorum und den paraaortalen Lymphbahnen aufgenommen. Solange die Reinigungskapazität intakt, d.h. das angebotene Transportvolumen nicht zu groß ist, geht alles gut, und es kommt nicht zu einem Aufstau. Sobald ein Mißverhältnis zwischen Angebot und Transportmöglichkeit besteht, kann ein Aufstau sichtbar werden.

3. Die höchsten Grade einer Aortensklerose entstehen nur dann, wenn die innere Festigkeit, der Zusammenhalt der Wandschichten gelockert ist. Dann werden sog. Verschiebeschichten, entfaltet. Es resultiert eine dissezierende Skleratheromatose.

Um die Frage zu klären, auf welchem Wege das perfundierende Material abtransportiert wird, wurden verschiedene Versuche angestellt. Es sei eine kursorische Mitteilung gestattet. Eine ausführlichere Darstellung findet sich an den jeweils angegebenen Orten.

1. Gibt es präformierte Verschiebeschichten und wo liegen diese? Um einer Klärung näherzukommen, hat D. MOSCHNER (vgl. DOERR-MOSCHNER) menschliches Aderlaß-Citratblutplasma, farbstoffmarkiertes Blutserum, Jodkali, Blutersatzmittel der verschiedensten Art und ähnliches mit einer fein ausgezogenen Kanüle *in den Intimamediagrenzbereich* unter einem Druck von bis 200 mm Hg mit großem manuellem Geschick bei 50 überlebenden Aorten *injiziert*. Die derart behandelten Gefäße zeigten bis fünfmarkstückgroße Intimaquaddeln. Die injizierten Aorten wurden in Ringerlösung inkubiert, sodann gerollt und wie immer (der Länge nach) geschnitten. Die Quaddeln zeigen bei mikroskopischer Untersuchung eine fortschreitende Dissektion. Sie greift ziemlich genau ein zwischen die Grenze von Intima und Media und läßt so etwas wie eine „Spaltlinie", eine traumatisch induzierte, jedoch selbsttätig weiterschreitende Zerspleißung in Erscheinung treten. Danach scheint es plausibel, Verschiebeschichten im Sinne fakultativer *Gleiträume* anzunehmen, die bei im übrigen geeigneten weiteren Bedingungen imstande sind, Metabolite einzulagern.

2. P. JIPP hat die *faserige Struktur der Aorta* von Mensch und Schwein *mit der Lupe präpariert* mit dem Ziele, die Besonderheiten der Organisation

a) an den Gefäßgabeln,

b) an der Intimamediagrenze und

c) in der Adventitia darzustellen.

Dies ist ihm in einer besonders schönen Weise gelungen. Dabei zeigt sich eine sehr eigenartige Konstruktion. Es sieht so aus, als ob an den Ostien mehrere Lamellentrichter ineinandergesteckt wären. Dies bedeutet, daß ein Teil der Lamellen von Intima und Media im Gebiet der Mündungstrichter frei endet, und daß durch den auf dem Kegel des Arterienostium lastenden Druckgradienten das freie Ende einer Lamellengruppe abgerissen werden kann. Ist dies geschehen, dürfte es zu einem napfkuchenförmigen Ödemkissen kommen. Dies mag am Anfang einer Sklerose stehen. Von hier aus kann in Anlehnung an die Lamellensysteme die bekannte Grundwasserdrift leichter in Szene gehen.

Es ist JIPP weiter gelungen, die Räume zwischen den großen dreiviertelzirkulären, konzentrischen Membranae fenestratae elasticae der Media zu lüften und genauer darzustellen (Abb. 13). Man

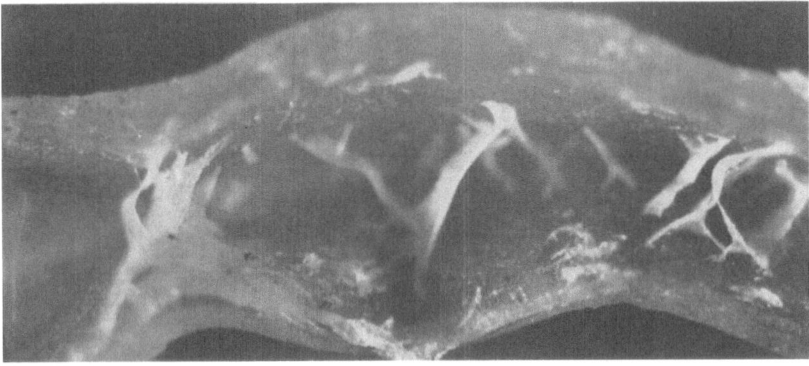

Abb. 13. Lupenphotographie, Vergr. 1:40, des Interlamellärraumes der Media der Aorta eines Schlachtschweines. Präparation Dr. PETER JIPP, wiedergegeben mit freundlicher Erlaubnis von P. JIPP und KL. SEIFERT (1963). — Verstrebungen zwischen den elastischen Mediaplatten, Ähnlichkeit mit der Doppelbodenkonstruktion im Schiffsbau. In Bildmitte elastische Verstrebung, links im Bilde glatte Muskulatur, rechts wohl vorwiegend auch kollagene Fasern

erkennt deutlich drei Fasertypen: elastische Platten, kollagene Fasern und glatte Muskulatur. Der histologische Charakter ist mikroskopisch identifiziert.

3. Neben der präparatorischen Darstellung der elastischmuskulären Verbindungen und neben den Versuchen einer mechanischen Dissektion der Aortenwand haben wir uns in vielen, immer wieder abgewandelten Experimenten damit beschäftigt, *auf chemischem Wege in den Erhaltungsstoffwechsel des Bindegewebes* einzugreifen.

BEATRICE GEIGER hat in ihrer agrikulturchemischen Doktorarbeit in Madison (Wisconsin) festgestellt (1932), daß die Fütterung der Süßerbse Lathyrus odoratus bei jungen Ratten Wachstumsstörungen, Skelettdifformitäten und Mesenchymschäden verursacht. Dieser *Lathyrismus* ist etwas anderes als der seit Jahrhunderten bekannte menschliche. Man kann einen Osteoangio- und einen Neurolathyrismus unterscheiden. Ersterer ist der banale, experimentell leicht reproduzierbare, letzterer ist gewöhnlich der menschliche (DOERR 1960; ULE 1962). Die Beziehung zu unserem Thema ist dadurch gegeben, daß es durch Fütterung des Mehles der Süßerbse, aber auch durch Applikation der synthetisch dargestellten Lathyruswirkstoffe bei jugendlichen, also wachsenden Tieren regelmäßig gelingt, tiefgreifende Veränderungen der Gefäßwände besonders in der Media und vor allem an der Aorta zu erzeugen. In 8—10% unserer Tiere sind besonders bei der Ratte dissezierende Aortenaneurysmen entstanden. Worum es mir geht, ist folgendes.

Die Lathyruswirkstoffe, z. B. β-Aminopropionitril (BAPN), Iminodipropionitril (IDPN) u.a., greifen in die Mucopolysaccharidsynthese ein. So entsteht eine eigenartige Lockerung im Gefüge des gesamten Bindegewebeapparates. In der Aorta kann man eigenartige breite interstitielle Ödemschlieren nachweisen. Dadurch entsteht so etwas wie ein Schlottern der Gefäßwand. Werden diese Versuche langfristig und mit großer Konsequenz durchgeführt, kann man eine starke Veränderung des gesamten Habitus erreichen. Reinerbige und gesunde Versuchstiere zeigen dann Bilder, wie man sie in ähnlicher oder vergleichbarer Weise beim Menschen als Marfan-Syndrom, als Morgagni-Turner-Albright-, Ellis-van Creveld-Syndrom — wohlverstanden sub specie mesenchymatis — beobachten kann.

Wenn man ein gesundes, etwa 8 Wochen altes Ferkel, ein sog. „Landedelschwein", 18 Tage lang mit täglich 3 g BAPN gemischt unter das handelsübliche Schweinemastfertigfutter begiftet, zeigt das Tier schon am 3. Tage ein struppiges Haarkleid, graue glanzlose Borsten und eine eigenartige Steifigkeit der Hinterbeine. Die Tiere erscheinen matt und nehmen das Futter im Liegen auf. Der Ringelschwanz ist entdrallt und schlaff. Schwanz und Ohrwatscheln sind unelastisch. An den Knorpelknochengrenzen der Rippen treten rosenkranzförmige Verdickungen auf. Während die normale Schweineaorta elektronenmikroskopisch ein „geordnetes" Bild bietet, findet sich bei Lathyrismus eine völlige Veränderung. Die Kontaktstellen zwischen Muskelfasern und elastischen Platten sind aus dem Leim gegangen. Es treten eigenartige blasige Schlieren auf. Auf die Theorie der Lathyruswirkung (HARTMANN, SEIFERT und BÖLSING) kann ich nicht eingehen. Bricht man die Versuche etwa in diesem Stadium ab, resultiert eine Vielzahl kleinster Narben in der Media der Aorta. Es handelt sich um Veränderungen, welche der Medionecrosis disseminata GSELL-ERDHEIM ähnlich sehen, die, wie CELLINA einst zeigte, in keiner Greisenaorta, wird sie genauer

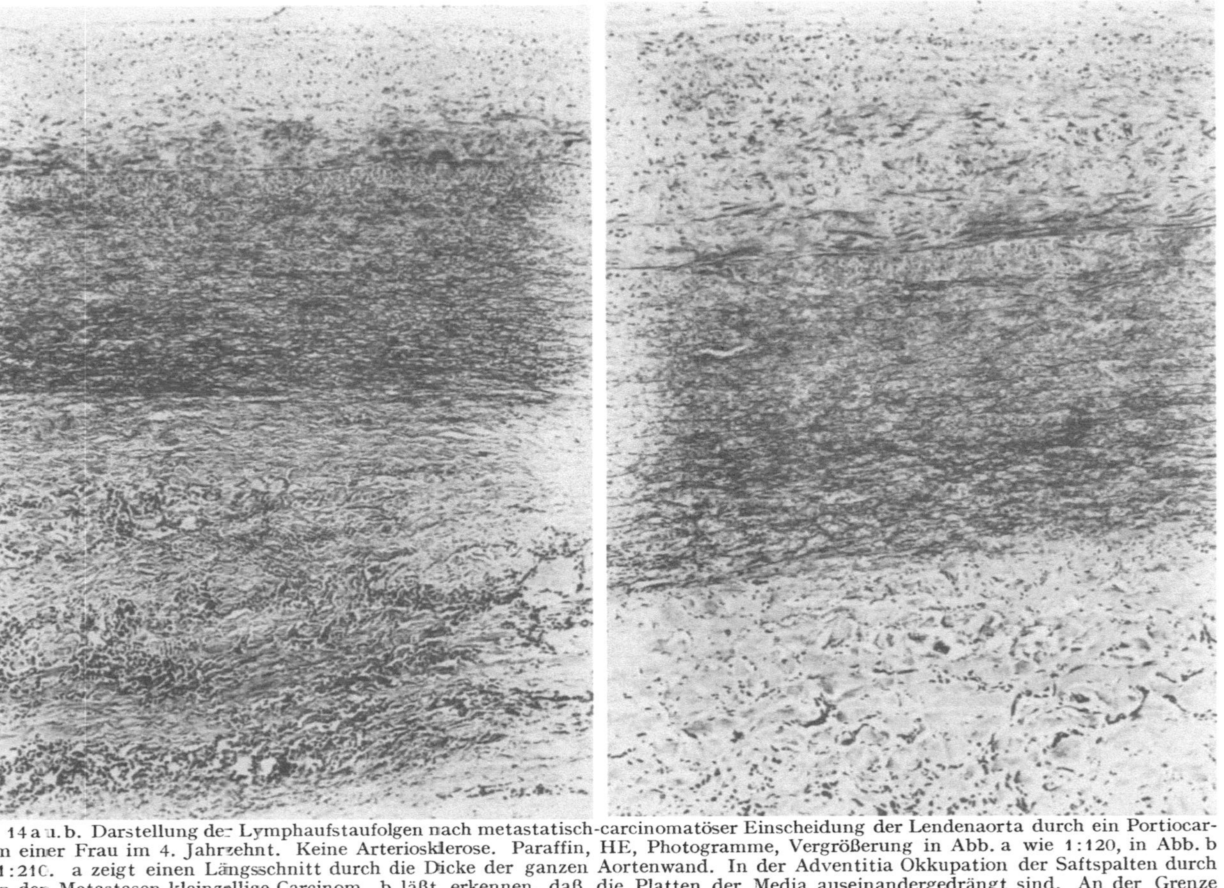

a

Abb. 14a u. b. Darstellung der Lymphaufstaufolgen nach metastatisch-carcinomatöser Einscheidung der Lendenaorta durch ein Portiocarcinom einer Frau im 4. Jahrzehnt. Keine Arteriosklerose. Paraffin, HE, Photogramme, Vergrößerung in Abb. a wie 1:120, in Abb. b wie 1:210. a zeigt einen Längsschnitt durch die Dicke der ganzen Aortenwand. In der Adventitia Okkupation der Saftspalten durch das in den Metastasen kleinzellige Carcinom. b läßt erkennen, daß die Platten der Media auseinandergedrängt sind. An der Grenze zwischen oberem und mittlerem Drittel des Bildes eine Ödemstraße der Media, die in dieser Lokalisation ungewöhnlich ist. Im unteren Drittel breite hyalin imprägnierte Bindegewebsfibrillen der Adventitia untersucht, fehlt. Wird der Lathyrismus, etwa beim Kaninchen, mit einer atherogenen Cholesterinfütterung kombiniert, so entsteht nach SCHWARTZ (1959) eine stärkere Skleratheromatose als sonst. — Ich möchte nicht mißverstanden werden: Der Lathyrismus selbst hat mit der Arteriosklerose nichts zu tun. Er ist ein Modell, das geeignet ist, einen „Bindegewebsschwächling" in allen Einzelheiten zu reproduzieren. Es hat uns aber gezeigt, wie lebenswichtig die Integrität der elastischmuskulären Verankerung im Innern der Gefäßwände ist. Diese repräsentiert *eine* der Voraussetzungen für die Entwicklung einer schweren Arteriosklerose.

4. In den Fällen, in denen in der unmittelbaren Umgebung der Aorta entzündliche Schwielen und Narben liegen, finden sich mit großer Regelmäßigkeit besondere Veränderungen im Sinne einer Ödemaufstauung. Die am meisten instruktiven Befunde lassen sich dann erheben, wenn eine Lymphangiosis carcinomatosa die Adventitia der Lendenaorta eingescheidet hat (Abb. 14).

Die erste Gangart der Arteriosklerose erklärt sich also wahrscheinlich durch eine Störung der plasmatischen Perfusion vom Hauptblutstrome aus. Die Wanderungsrichtung der trans muros bewegten flüssig-vicösen, von Fall zu Fall unterschiedlich zusammengesetzten Massen zeigt 1. von innen nach außen (ex centro ad peripheriam) und 2. vom Herzen nach den arboreszierenden Schlagadern. LINZBACH hat von der melkenden Wirkung des pulsierenden Blutstromes gesprochen. Ihm ist besonders an der Feststellung gelegen, daß der intramurale Druckgradient der eigentliche Motor der Flüssigkeitsbewegung sei. Nach unserer Erfahrung findet sich die erste Gangart der Arteriosklerose vor allem an den großen, den sog. elastischen Schlagadern.

D. Die zweite Gangart

Die Untersuchung der Aortenlängsschnitte hat einen weiteren Modus erkennen lassen, durch den eine Arteriosklerose entstehen kann. Zwischen den Erhabenheiten der *funktionellen Strukturen* wurden mit einiger Regelmäßigkeit Fibrinabscheidungen gefunden. Wie JOHN B. DUGUID seit Jahren vertreten hat, soll eine Arteriosklerose auch dadurch entstehen können, daß mikrothrombotische Fibrinsedimente unter Mitwirkung der Endothelien in die Intima inkorporiert werden. Dadurch entstünden plattenförmige Verdickungen, in deren Bereich eine nachträgliche Verfettung angehen könne

Die These von DUGUID ist im Prinzip sicher richtig. Welcher Umfang freilich dieser pathogenetischen Betrachtungsweise zukommt, ist im Augenblick nicht zu sagen. Jede Störung der Kooperation zwischen plasmatischem Randstrom der Blutsäule und Strombahnufer vor allem an den Innenkurven gekrümmter Verlaufsstrecken wird zu flachen Fibrinabscheidungen und zur Verdickung der Intima führen können. Fast scheint es, als erfahre die uralte, vor mehr als 100 Jahren aufgegebene, aus der Krasenlehre hervorgegangene Vorstellung von C. v. ROKITANSKY, daß die Arteriosklerose durch „Proteinkörperinkrustation" inszeniert werde, eine Renaissance.

Meiner Meinung nach ist die thrombotische Initiierung der Sklerose im Sinne von DUGUID eine Dreingabe zu einem primär anders charakterisierbaren Geschehen, also ein Akzidens, welches zwar lokalisierend und akzentuierend wirksam werden kann, aber eben doch nur eine Dreingabe.

Es gibt eine Ausnahme: Alle entzündlichen Sklerosen, d.h. diejenigen Formen einer Arteriitis, welche torpide schwelen und, wie es G. B. GRUBER und JAEGER einst zeigen konnten, unter dem Bilde einer exzentrisch stenosierenden Sklerose vor allem der mittelstarken muskulären Schlagadern ausheilen, gehen immer mit Fibrininkorporation in die Intima einher. Hier hat die Duguidsche These uneingeschränkte Gültigkeit. Leider ist *klinisch* der Begriff der „entzündlichen Sklerose" nicht eindeutig zu umreißen; denn *Entzündung* bedeutet für den *Arzt* ein Symptomenbild, das begrifflich unlösbar mit der Vorstellung einer mikrobiellen Infektion verbunden zu sein scheint. Der Pathologe ist hier viel elastischer, denn Entzündung bedeutet ihm nichts anderes als Stoffwechselstörung mit erheblichem Gefahrencharakter. Die gewebliche Reaktion bei entzündlichen Läsionen bedeutet für den Pathologen einen „Ausgleichsvorgang" mit dem Ziele, ein etwa verlorengegangenes gewebliches Gleichgewicht wiederherzustellen.

Es handelt sich im Grunde um Verständigungsfragen; sie sind zweitrangig. Aber man sollte in praxi die Regel befolgen, lieber zuviel als zuwenig an die Initialthrombose als sklerogenes Moment zu denken (medikamentöse Fibrinolyse!). Mikrobielle, toxisch allergische, auch endogen-toxische „Belastungen" der Schlagadernwände — etwa auch die berüchtigte Fokaltoxikose — können auf dem Wege der von DUGUID beschriebenen Mechanismen in die Entwicklung einer Arteriosklerose aggravierend eingreifen.

Ich verfüge über eine Beobachtung, die mit der Sicherheit eines „Blindversuches" zeigt, was als „entzündliche Sklerose" angesprochen werden kann: Ein 39 Jahre alter Redakteur erlitt im Alter von 21 Jahren eine Erfrierung beider Vorfüße (Rußlandfeldzug 1941/42). Es mußte in der Lisfrancschen Gelenklinie amputiert

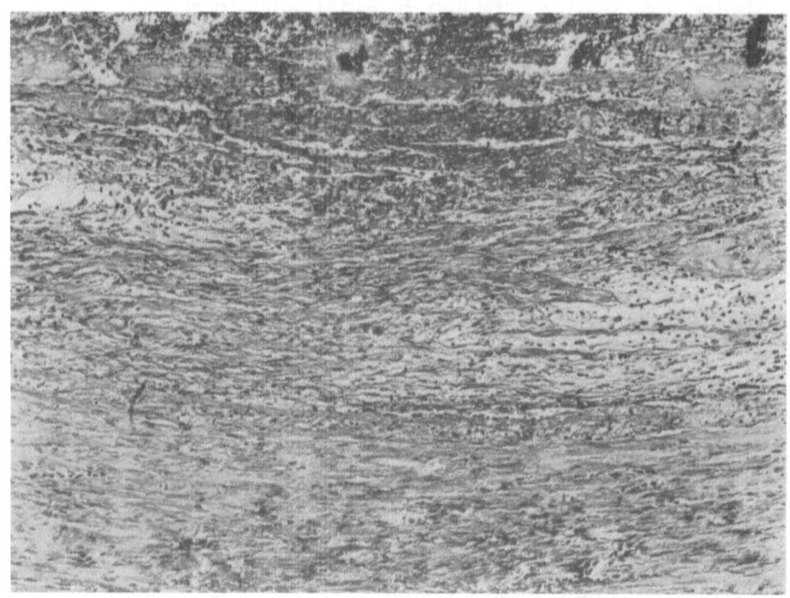

Abb. 15. Beispiel einer „entzündlichen Arteriosklerose" als Beleg für die Duguidsche These der Entstehung einer Gefäßsklerose. 39jähriger Mann, chronische Osteomyelitis im Bereiche der Amputationsstümpfe der Füße nach Erfrierung. 17 Jahre später Resektion eines Stückes der A. femoralis links. Darstellung eines Schnittes der A. femoralis sin. im Bereiche ohne Thrombus; am oberen Bildrand tiefe Intima; Einlagerung von Fibrin; mittleres und unteres Bilddrittel entsprechen der Media; streifiges Ödem und diskrete entzündlich-resorptive Zelleinstreuung. Paraffin, HE, Photogramm, Vergr. 1:110

werden. Die Stümpfe scheinen nie ganz reizlos gewesen zu sein; mit 30 Jahren war eine plastische Nachoperation erforderlich. 17 Jahre nach der Erfrierung Kreislaufstörungen in den Beinen; genaue Untersuchung durch Prof. KURT EGON LOOSE (Itzehoe). Resektion eines 12 cm langen Stückes der linken Arteria femoralis und des linken Grenzstranges (4 cm). Bei der Untersuchung durch uns (Kiel EN 7700/58) fand sich eine Arteriosklerose mit Fibrindurchtränkung der Intima der A. femoralis (Abb. 15). Wenige Monate später abermalige Operation. Es wurde jetzt der osteomyelitisch veränderte linke 1. Mittelfußknochen entfernt. Etwa 11 Monate nach der Gefäßoperation, 39 Jahre alt, starb der Kranke plötzlich anläßlich eines Besuches in Hamburg. Die im Institut

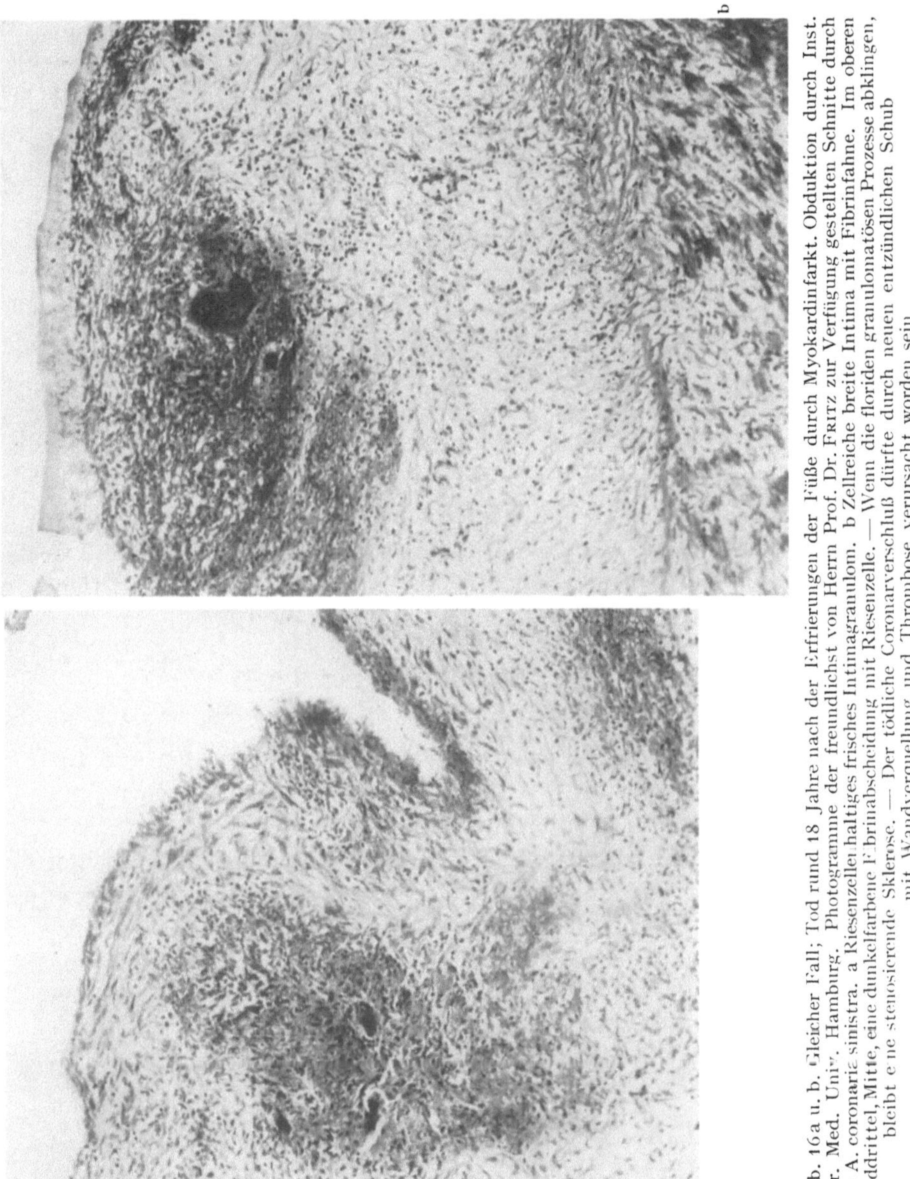

Abb. 16a u. b. Gleicher Fall; Tod rund 18 Jahre nach der Erfrierungen der Füße durch Myokardinfarkt. Obduktion durch Inst. Ger. Med. Univ. Hamburg. Photogramme der freundlichst von Herrn Prof. Dr. FRITZ zur Verfügung gestellten Schnitte durch die A. coronaria sinistra. a Riesenzellenhaltiges frisches Intimagranulom. b Zellreiche breite Intima mit Fibrinfahne. Im oberen Bilddrittel, Mitte, eine dunkelfarbene Fibrinabscheidung mit Riesenzelle. — Wenn die floriden granulomatösen Prozesse abklingen, bleibt eine stenosierende Sklerose. — Der tödliche Coronarverschluß dürfte durch einen neuen entzündlichen Schub mit Wandverquellung und Thrombose verursacht worden sein

für Gerichtliche Medizin der Universität Hamburg (Dir. Prof. Dr. FRITZ) vorgenommene Obduktion ergab einen akuten Coronarverschluß. Die uns von Herrn Prof. FRITZ freundlichst überlassenen Schnitte durch eine Coronaria (es handelt sich wahrscheinlich um den Ramus descendens a. coron. sinistrae) bieten einen ganz unerwarteten „diagnostischen Treffer" (Abb. 16). Es handelt sich um das an diesem Standort eben beginnende Geschehen, der von G. B. GRUBER einst charakterisierten Endarteriitis obliterans. Dieser Befund bestätigt die Gültigkeit unserer in Unkenntnis aller Zusammenhänge gestellten ersten Diagnose („entzündliche Arteriosklerose"). Es entspricht vollständig der Erfahrung, daß entzündliche Gefäßerkrankungen dieser Art zur Generalisation neigen und niemals ganz zur Ruhe kommen. Wir konnten den Fall in seinen Einzelheiten erst anläßlich einer uns, wiederum zeitlich später, übertragenen Begutachtung (7. 11. 1961) rekonstruieren. Wir haben uns unter dem Eindruck der wahrscheinlichen Bedeutung der mehr als 17 Jahre schwelenden entzündlichen Prozesse an den Stümpfen (Osteomyelitis) für die Entwicklung der „entzündlichen Sklerose" ausnahmsweise entschlossen, einen Zusammenhang zwischen kriegsbedingter Schädigung (Erfrierung usw.) und Todeskrankheit (Coronarverschluß) anzuerkennen (8. 3. 1962). Das Sozialgericht Itzehoe ist unserer Auffassung gefolgt (Az.: S 6—V 216/60).

E. Die dritte Gangart

Lassen Sie mich einen Schritt weitergehen. Die literarische Auseinandersetzung zwischen dem deutschen Internisten und Ernährungsphysiologen HANS GLATZEL und dem amerikanischen Physiologen ANCEL KEYS über das Problem *„Nahrungsfett und Herzinfarkt"* hat die Diskussion sehr belebt. Wenn auch Einzelheiten dieser Kontroverse jetzt nicht interessieren, so seien doch folgende, für den Fortgang unserer Gedankenführung wichtigen Punkte skizziert: GLATZEL ist der Meinung, daß die alimentäre Fettbelastung der Gefäßwand nur lose, mindestens keine direkten Beziehungen zur Entstehung der menschlichen Arteriosklerose habe. Er betont mit Recht, daß eine tierexperimentelle Cholesterinsklerose eine Lipoidspeicherung nicht nur in den Zellen der Intima, sondern auch im RES, also so etwas wie eine allgemeine Lipoidthesaurismose hervorrufe. Hiervon könne bei der menschlichen Arteriosklerose üblicher Prägung keine Rede sein. Es bestünden auch Unterschiede zwischen den histologischen Bildern der tierexperimentellen und der spontanen menschlichen Atherosklerose. Und er fügt hinzu, daß, selbst wenn eine histologische Äquivalenz gegeben wäre, auf eine echte pathogenetische Gemeinschaft oder Gleichheit nicht geschlossen werden dürfe. Denn was der Form nach gleich sei, könne dem Wesen nach verschieden sein. KEYS dagegen betont im wesentlichen, daß geographisch-pathologische und statistische Untersuchungen, würden deren Ergebnisse richtig bewertet, doch auch eine Aussagekraft hätten. Während GLATZEL die Arteriosklerose beim Menschen als aus der Gesamtheit aller die Konstitution und Exposition ausmachenden Gegebenheiten entstanden wissen möchte, während ihm als wesentliches Moment wohl das vorschwebt, was man die durch die unspezifischen Beanspruchungen der sog. Hochzivilisation geprägte prämorbide Persönlichkeit nennen könnte, glaubt KEYS eine gewisse Parallele zwischen dem Verzehr gesättigter Fettsäuren und der Stärke des Sklerosebefalles nachweisen zu können.

Die einfache Frage, wer von beiden Recht habe, wäre falsch gestellt; denn die Gegner bewegen sich in verschiedenen Denkbereichen. Wenn ich als Individualpathologe auch mehr dem Standpunkte GLATZELs zuneige, so glaube ich doch, daß es experimentelle Atherosklerosen gibt, deren genaue Kenntnis für uns wichtig ist. Vielleicht kann ich durch folgende Beobachtungen zu einem Ausgleich beitragen:

Bekanntlich hatte IGNATOWSKI im Jahre 1908 aus der kaiserlich russischen Militärakademie in St. Petersburg darüber berichtet, daß ihm durch Verabfolgung einer *Milch-Eigelb-Diät beim Kaninchen* die Erzeugung einer schweren Atherosklerose gelungen sei. Die Cholesterinfütterungsatheromatose wurde von ANITSCHKOW am 25. 10. 1912 veröffentlicht. Sehr viel später ist es KAPITOLINE WOLKOFF (1930) gelungen, nach der Methode von ANITSCHKOW Coronarsklerosen beim Kaninchen mit Herzmuskelschwielen zu erzeugen.

Es ist selbstverständlich, daß wer eine experimentelle Arteriosklerose für Fragen der menschlichen Pathologie heranziehen will, sich mit den Specieseigentümlichkeiten gründlich vertraut machen muß. Wir haben uns der alten, lange vergessenen, von WALTER STEINBISS im Jahre 1913 eingeführten Methode bedient. Unsere Kaninchen wurden mit *Lebertrockenpulver* der Firma Nordmark in Uetersen, und zwar Leberextrakt- und Leberrückstand-Trockenpulver in Weißbrot, gefüttert. Pro Tier und Tag wurden aus der Leber — es handelte sich um Rinderleber — 6,6 g Protein, 1,3 g Fette (ohne Cholesterin), 0,1 g Cholesterin und 0,6 g Kohlenhydrate angeboten. Die Einzelheiten hat KL. SEIFERT veröffentlicht (1963). Die Tiere standen bis maximal 183 Tage im Versuch. Diese Ernährung bekam ihnen schlecht; fast alle hatten neben einer deutlichen Arteriosklerose der Aorta (Abb. 17) mit knopfförmigen Ver-

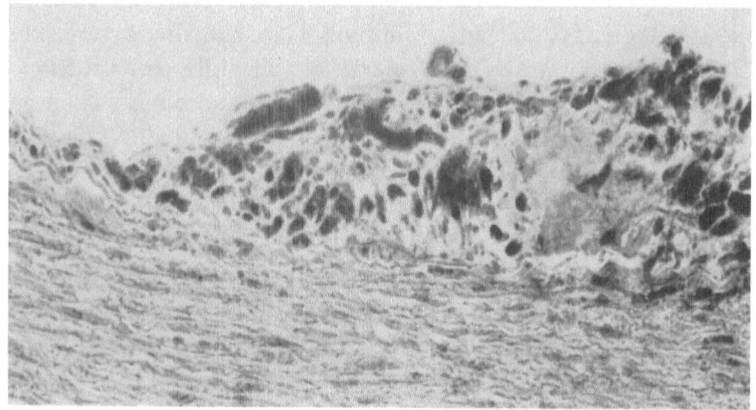

Abb. 17. Schnitt durch die Aorta eines mit sog. Steinbißdiät gefütterten Kaninchens der Versuchsreihe von Kl. Seifert (1963). — Gefrierschnitt, Sudan III, Photogramm, Vergrößerung etwa 1:180

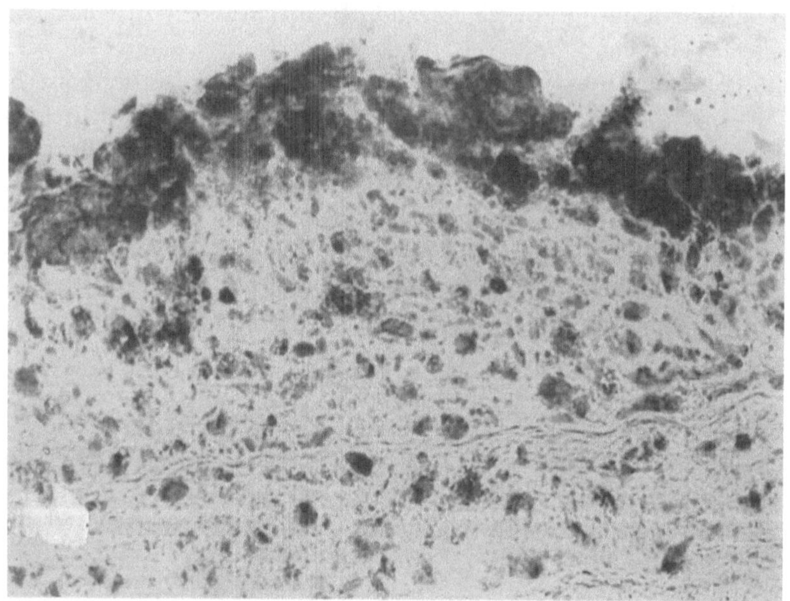

Abb. 18. Initialxanthom der absteigenden Aorta einer 50 Jahre alt gewordenen, an einem Hirntumor zugrunde gegangenen Frau. Gefrierschnitt, Sudan III, Photogramm, Vergr. 1:220. Die Abb. 17 und 18 sollen miteinander verglichen werden; es handelt sich um *ähnliche* Befunde

dickungen an den Seitenarterienostien eine feingranuläre postnekrotische Lebercirrhose. Der Unterschied dieser Kaninchenaortensklerose von den anderen Fütterungssklerosen besteht darin, daß neben einer verhältnismäßig geringen Cholesterindosis tierisches Eiweiß gegeben wurde. Natürlich darf man von einer Kaninchenintima — Pflanzenfresserintimae sind immer dünn und zellarm -- nicht zu viel erwarten. Aber die Fettplaques sind groß und reichen bis in die oberste Media.

Daß man diese Veränderungen absolut mit menschlichen Atheromen vergleichen kann, ist — morphologisch gesehen — unzweifelhaft (Abb. 18). Ich spreche von Initialxanthom oder „Fettwarze". Sie kann spurlos abheilen, aber auch den Anfang lipoproteidiger Einsickerungen darstellen.

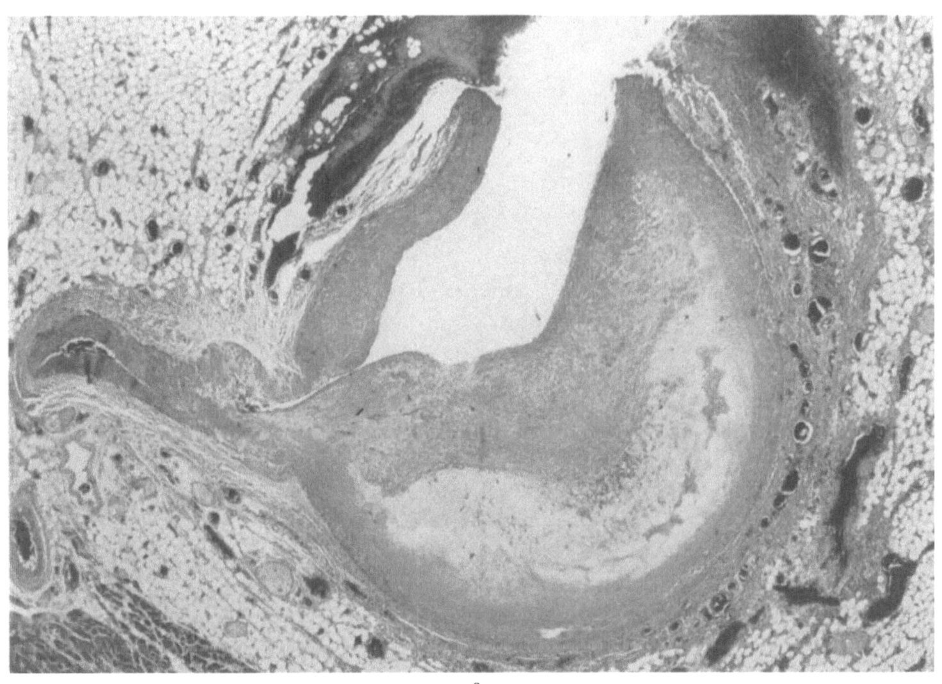

a

Abb. 19a u. b. 21 Jahre alt gewordener Schornsteinfegergeselle, plötzlicher Tod [illegible]tt durch R. descend. der A. coronaria sinistra. Paraffin, HE. a Vergrößerung 1:[illegible] (und Nachvergrößerung). Darstellung des Ursprungskegels einer kleinen Seitenarterie. Zellreiches Atherom, Ödem in den tiefen Intimaschichten und Quellungsnekrose

F. Die vierte Gangart

Die Arteriosklerose der Aorta kann keinesfalls mit der der kleineren muskulären Schlagadern verglichen werden. Trotz Übereinstimmung mehrerer pathischer Grundphänomene spielen Terrainfaktoren, d.h. Standortbesonderheiten eine bestimmende Rolle. Es sei mir gestattet, die Verhältnisse von zwei Gefäßprovinzen paradigmatisch zu skizzieren.

Im Verlaufe von 12 Monaten habe ich *4 tödliche Coronarsklerosen* beobachtet (SN 155/61, 26jähriger Feldwebel; SN 289/61, 56jähriger praktischer Arzt; SN 893/61, 21jähriger Schornsteinfeger und Fußballer; SN 5/62, 29jähriger Bäckermeister, Stress). Alle Verstorbenen waren Raucher, alle waren physisch und psychisch überanstrengt, bei dreien spielt ein leichter Infekt in der Vorgeschichte

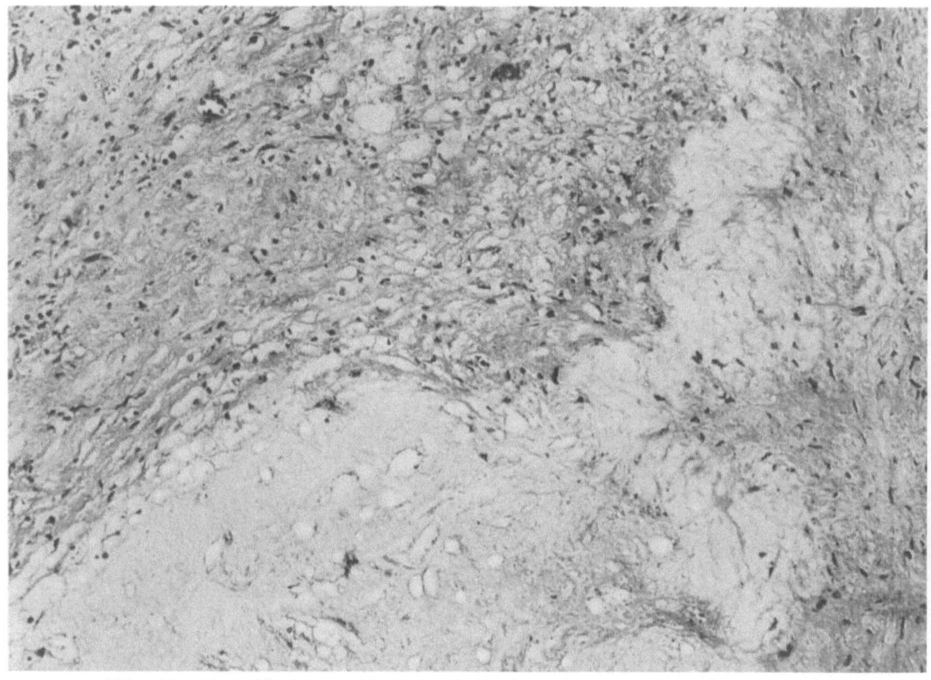

Abb. 19b. Vergrößerung 1:360. Detail aus dem Randgebiet der Ödemnekrose

eine Rolle, bei einem — dem Jüngsten — trat das tödliche Ereignis auf dem Sportplatz, jedoch nach voluminöser Mahlzeit, also bei vollem Magen, ein. Einige wenige Dokumente machen klar, worum es sich handelt.

Die Veränderungen betrafen die typische Stelle, also den distalen Bereich des oberen Drittels des Ramus descendens der Arteria coronaria sinistra. Abb. 19 zeigt — *21jähriger Fußballer* —, daß ein stenosierendes Atherom am Ursprung der kleinen oberen Schlagader für das Septum ventriculorum gelegen ist. Die starke hyperämisch-hämorrhagische Umgebungsreaktion und das akute Ödem

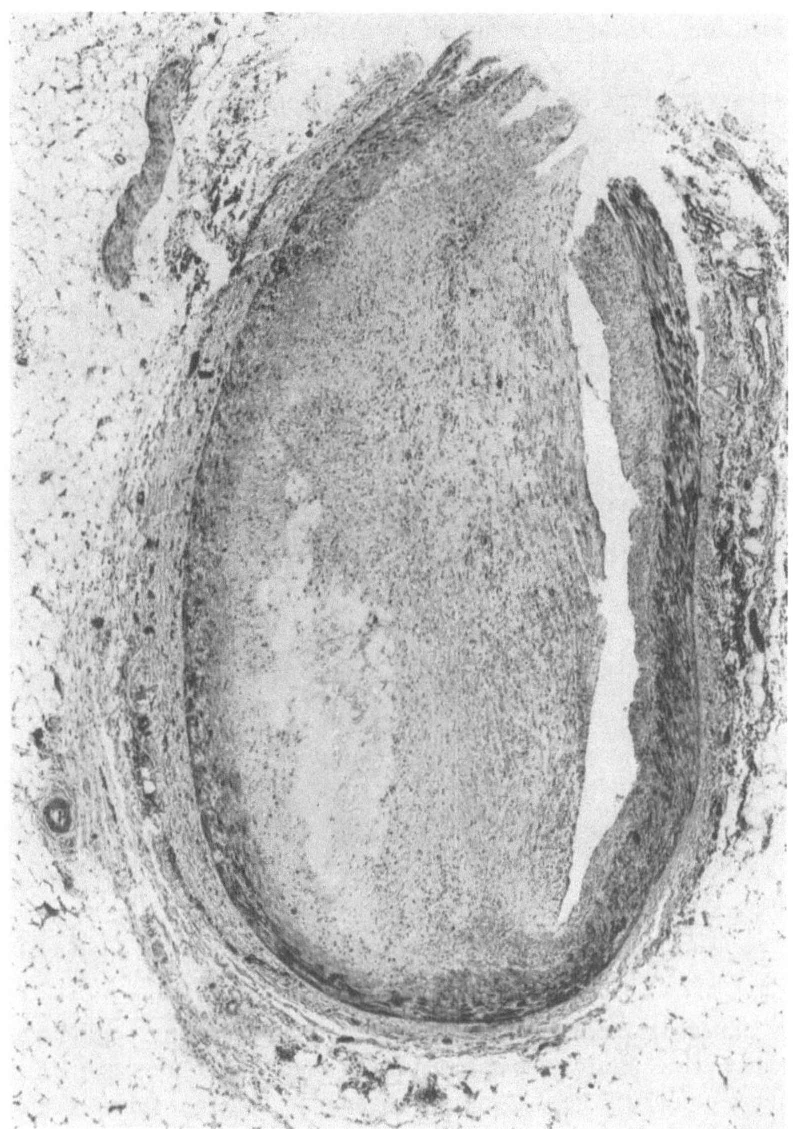

Abb. 20. 26 Jahre alt gewordener Feldwebel; plötzlicher Tod. Schnitt durch Ramus desc. der A. coronaria sinistra. Zellreiches, an Fettstoffen armes Atherom, Ödemnekrose der tiefen Atheromschichten, Kollaps der Gefäßlichtung. Paraffin, HE, Photogramm, Vergr. 1:280

der tiefen Atheromschichten sind bemerkenswert. Die Veränderungen sind, was das Atherom betrifft, nicht ganz frisch; die Ödemnekrose aber ist nur Stunden alt. — Bei dem *26jährigen Feldwebel*

(Abb. 20) ist sehr deutlich, daß ein zellreiches feinfibrilläres, die Lichtung maximal verengerndes Atherom vorliegt. Die Ödemnekrose der Tiefe ist wie ausgestanzt. — Bei dem *29jährigen Bäckermeister* hat eine besondere Stress-Situation (tage- und nächtelange Überarbeitung bei häuslichen Schwierigkeiten) vorgelegen. Hier ist

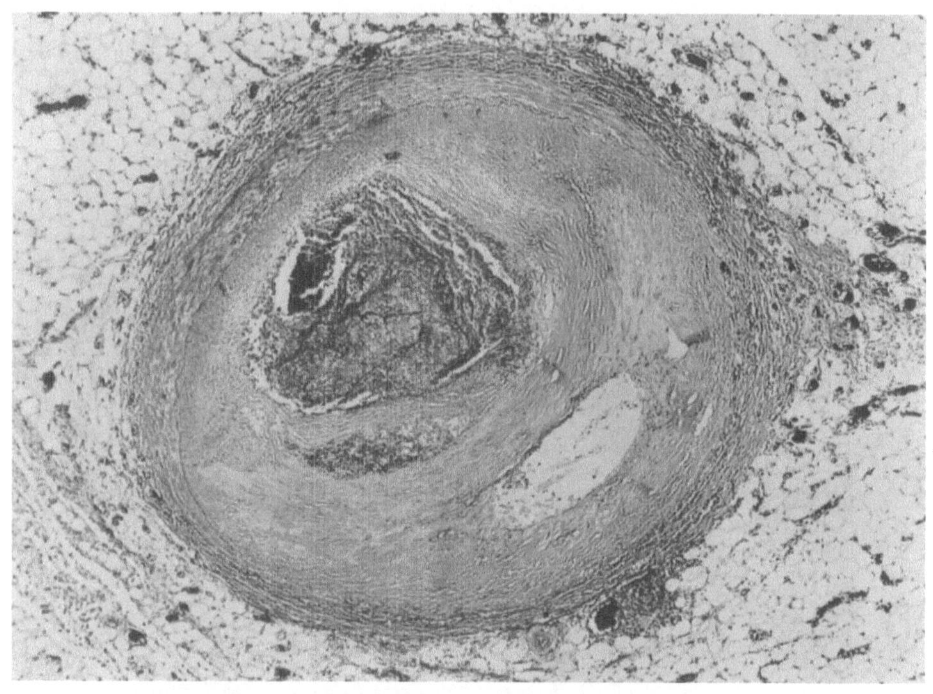

a

Abb. 21 a u. b. 56 Jahre alt gewordener, vielbeschäftigter Arzt. Hochgradige stenosierende Coronararteriensklerose ohne allgemeine Gefäßsklerose. a A. coronaria dextra; Verschluß der Restlichtung durch frische Gerinnsel; hyaline Durchtränkung des gewucherten Bindegewebes der Intima; in der Tiefe eine Ödempfütze

es zur ganz frischen Coronarthrombose gekommen. — Bei dem schon etwas älteren, *56jährigen Kollegen* endlich findet sich bei im übrigen nur ganz geringgradiger allgemeiner Sklerose eine exzessive, stenosierende und vernarbende, praktisch obliterative Coronarsklerose (Abb. 21). Es handelt sich hierbei um einen Spätzustand jener Vorgänge, die wir in ihrer Blüte bei den 3 ersten Fällen gesehen haben.

Der Pathologe kennt diese Beobachtungen gut. A. v. ALBERTINI bezeichnete *diese* Coronarsklerose als Arteriitis stenosans coronariae und vermutete einen „koronariellen v. Winiwater-Buerger". WALT-

HARD hat widersprochen. Die Frage, ob hier eine Coronariitis vorliegt und was man als entzündlich im gegebenen Zusammenhang bezeichnen könnte, ist weniger eine Frage des Wissens als Ausdruck einer methodischen Haltung. Die Sonderstellung dieser Coronarsklerose wird auch von BREDT betont (1949). FR. BOEMKE zählt

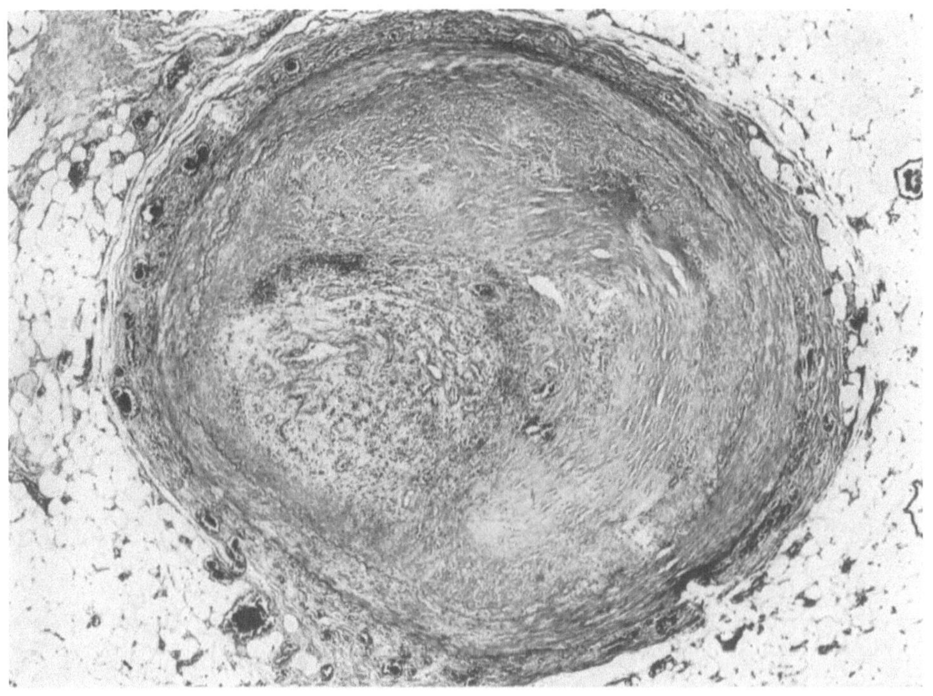

Abb. 21b. Ramus desc. der A. coronaria sinistra; völlige Verödung der Lichtung, pannusartige Vaskularisation. — Beide Schnitte Paraffin, van Gieson — El., Photogramme, Vergr. 1:180

Dieser Fall stellt die Spätfolge der in den Abb. 19 und 20 wiedergegebenen frischen Veränderungen dar. Es dürfte sich also um einen Zustand nach mehrfach stattgehabter Intimaproliferation mit konsekutivem Zusammenbruch des Gewebes im Sinne einer Ödemnekrose, Resorption, Vernarbung, erneuter Zellwucherung und so fort handeln

unter 1816 Fällen von plötzlichem Tod aus natürlicher Ursache bei Soldaten im vergangenen Kriege 1217 tödliche Coronarsklerosen mit und ohne Anomalien des Coronarapparates. *Bei diesen Sklerosen sind eigentlich nur zwei Dinge sicher:* 1. Sie kommen praktisch nur bei Männern vor, und 2. die Träger dieser Veränderungen sind Zigarettenraucher.

Die ausgedehnten Untersuchungen von MEESSEN (1939, 1941, 1958, 1959), ERICH MÜLLER (1949, 1955) und WG. ROTTER (1949, 1958) haben gezeigt, daß Sauerstoffmangel eine akute Ödembildung der Intima an muskulären Schlagadern hervorrufen kann. Wenn man auch die Formationen der Intimamediagrenze nicht mehr ohne weiteres als bradytroph bezeichnen kann, so liegt doch die Rate des Gesamtstoffwechsels ebendort unter der der vergleichbaren Gewebe anderer Provenienz (Burck und Hartmann). Die Atmungsgröße ist keinesfalls derart, daß durch Sauerstoffmangel ausgerechnet in der normalen Intima eine hypoxische Nekrose entstehen könnte. Die Situation ändert sich aber grundsätzlich, wenn in der Intima cellulare Proliferate mit gesteigerter Gewebeatmung in Szene gehen.

Wie ist dies zu verstehen? Wexler und Miller (1958), Hilz und Utermann (1960) sowie Burck und Hartmann (1962) haben gezeigt, daß durch ACTH besonders bei älteren weiblichen Ratten umschriebene zellreiche Atherome der Arterienintima entstehen. Die manometrisch erfaßbare Atemgröße im Bereiche der Plaques ist deutlich erhöht. Die sog. Atherome sind zunächst rein cellulärer Natur. Sie bestehen aus Langhans-Zellen. Sie zeigen erst nach und nach eine Freisetzung der Lipoide aus ihren Verbindungen. *Sauerstoffmangel könnte nur die zellreichen Atherome zur Ödemnekrose bringen.* Diese experimentellen Erfahrungen lassen daran denken, daß ähnliche Mechanismen an den mit einer dicken Intima ausgestatteten Arterien vorkommen. Die Intima der Coronariae gilt als besonders zellreich. Ich stelle mir vor — dies ist eine Arbeitshypothese —, daß akzidentelle Umstellungen im Endokrinium vor allem bei jungen Männern, z.B. eine Ausschüttung von ACTH oder Glucokortikoiden, ein Stress (im Sinne der klinischen Terminologie, Selye, 1950; Schettler, 1964), umschriebene, beetförmige, nummuläre oder semizirkuläre, auf jeden Fall zellreiche zunächst fettfreie Atherome, besonders an den Stätten funktioneller Belastung entstehen läßt. Nur dort kann eine Hypoxie wirksam werden. Ich denke, daß es so besser verständlich wird, warum kombinierte, neurohormonale und psychophysische Einflüsse eine deletäre Quellungsnekrose zustande bringen.

Die weitere gewebliche Entwicklung wäre klar: Anreicherung basophiler Substanzen, Ödemsklerose mit Fibrillisation, Hyalinose und lumenwärtige Plattenbildung, cellulare Reaktion der Umgebung, Veränderung der elektrischen Ladungspotentiale der inneren Gefäßoberfläche, Aktivitätsverlust des Heparin-Clearing-Systemes, transmediale Vascularisation usw. Nur frische Atherome mit und ohne Verquellung stören ernstlich die Kooperation zwischen plasmatischem Randstrom und Strombahnufer. Nur dort kommt es zur thrombotischen Sedimentation. Ältere Stromschwielen dagegen sind glatt; sie sind arm an Thromboplastin (PERLICK 1961).

Ein *Gefäß, das eine große Bedeutung* für Gesundheit und Krankheit des Menschen besitzt, ist die *Arteria vertebralis*. Sie wird von den Pathologen stiefmütterlich behandelt, denn sie ist technisch schwierig darstellbar. Bestimmte cerebrale Infarktbildungen etwa im Bereiche der Wasserscheiden zwischen Arteria cerebri posterior

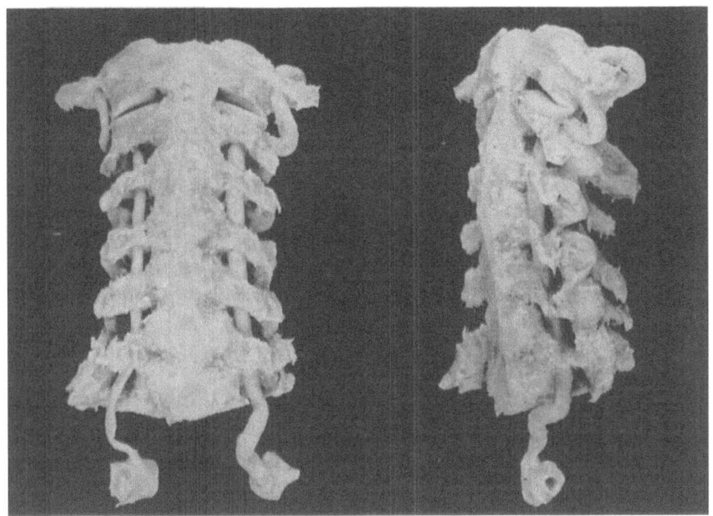

Abb. 22. Photogramm der Halswirbelsäule eines erwachsenen Mannes, links in der Ansicht von ventral, rechts von links-ventral. Die in situ belassene *A. vertebralis* zeigt insgesamt 5 Krümmungen. Abbildung aus der Arbeit H. PLÖTZ, I. D. Kiel, 1964

und media sind ohne Kenntnis des Zustandes der Aa. vertebrales kaum zu beurteilen. H. PLÖTZ hat sich der Mühe unterzogen und die Halswirbelsäulen von 50 Menschen jeden Alters peinlich genau präpariert. Die Arteria vertebralis hat 5 Krümmungen (Abb. 22). Stärkere skleratheromatöse Veränderungen liegen im Bereiche der Krümmer. Histologisch auffällig ist eine eigenartig starke zellige Infiltratbildung in der Nachbarschaft der Metabolite. Die Veränderungen sind oft derart, daß man an das Vorliegen einer Riesenzellenarteriitis denken könnte. Die Beschäftigung mit der Arteria vertebralis hat mir erneut gezeigt, wie groß die morphische Variationsbreite von Standort zu Standort und wie formenreich das Bild der Arteriosklerose ist.

Die systematische Durchforschung der mäandrisch konfigurierten Arteria vertebralis an Längs- und Querschnitten zeigt aber,

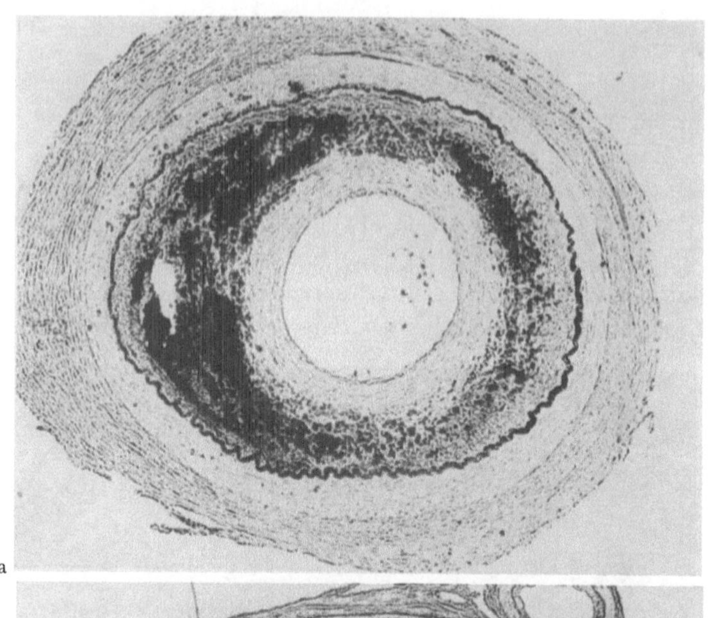

a

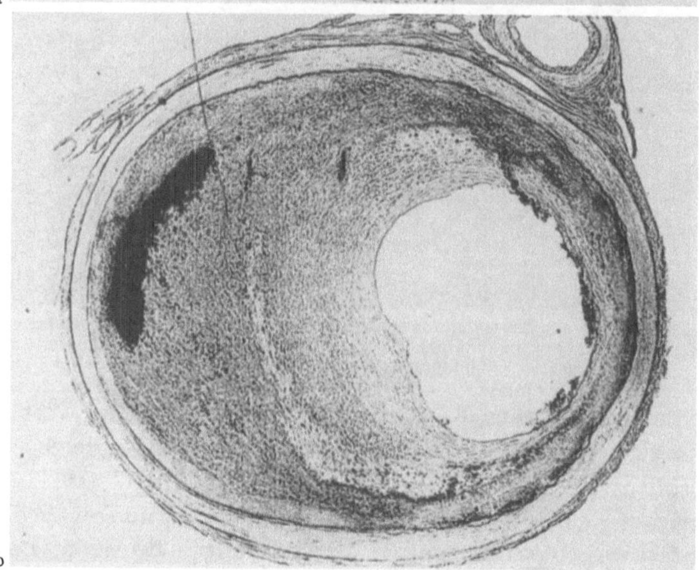

b

Abb. 23. Schnitte durch die A. vertebralis sin. eines 56 Jahre alt gewordenen Prokuristen; Hämalaun-Sudan, Photogramme, Vergr. Teilbild a wie 1:20, Teilbild b wie 1:40
Abb. a zeigt eine zirkuläre Atheromstraße der tiefen Intima, welche der Lamina elastica interna aufsitzt. Es handelt sich also um einen vor der Lamina elastica aufgestauten perfundierenden Strom, der die ganze Zirkumferenz umgriffen hat
Abb. b zeigt eine sichelförmige exzentrische Stenose durch ein inveteriertes, d.h. oberflächlich hyalin verquollenes Atherom. Die dunkelfarbene Sichel entspricht einer Kalkspange. Diese ist auf dem Boden einer alten Ödemnekrose in den tiefen Schichten eines circumscript angegangenen Atheromes entstanden
Teilbild a demonstriert den zirkulären, aufgestauten, sekundär an Fettstoffen angereicherten Ödemstrom (Grundwasserdrift) auf gerader oder wenig gekrümmter Verlaufsstrecke; Teilbild b demonstriert das von der A. coronaria her besonders bekannte Atherom mit Lokalisation an einer Krümmerstrecke mit lokaler hämodynamischer Belastung. — Das Beispiel soll zeigen, daß die beiden Hauptformen der Sklerose gerade an einer gekrümmten mittelstarken und muskulären Arterie vorkommen können

daß beide Gangarten, von denen vornehmlich die Rede war, realisiert werden (Abb. 23): eine auf der Intima-Media-Grenze gelegene, perfusorisch entstandene Grundwasserdrift *neben* einer leidlich umschriebenen, an den Stellen der hämomechanischen Druckstoßbelastung inszenierten cellularen Atherombildung.

Die kleineren muskulären Arterien zeigen also auch ein perfusorisch entstandenes Ödem, jedoch vielleicht weniger stark und besonders gebunden an die Innenkurven gekrümmter Verlaufsstrecken. Sie zeigen jedoch mehr und stärker betont das cellulare Intimaproliferat. Es liegt an den Stellen einer Innenhautbelastung durch Pulswellendruckstoß, humorale „Insulte" ebendort und an den Ostien von Seitenarterien.

G. Versuch einer Ordnung

Welche Deutung können die demonstrierten Befunde erfahren? Während die „perfekten Befunde" der Arteriosklerose naturgemäß seit langem gut bekannt sind, wissen wir nicht mit aller Sicherheit, welche Veränderungen wirklich am Anfang stehen. Ich stimme Bredt völlig zu, wenn er sagt, daß die ersten Veränderungen an und in der Intima sichtbar werden. Ob deren Entstehungsbedingungen ebendort verankert sind, ist freilich eine andere Frage.

Welche arteriosklerotischen Initialherde muß man füglich unterscheiden? Ich nenne in fallender Häufigkeit:

1. Das zunächst *fettfreie Ödem* als Folge einer schräglongitudinalen, transmuralen, von innen nach außen ablaufenden, plasmatischen Perfusion.

Es ist in gewissem Umfange immer vorhanden. Von den exponierten Stellen aus lassen sich bei geeigneter Technik schon in gesunden Tagen Flüssigkeitsstraßen nachweisen, welche, angelagert den zylindermantelförmigen Membranplatten, einen physiologischen Umbau des in der Intima gelegenen Mesenchymschwammes zustande bringen. Mäßiggradige Verdickung, Verhärtung, lamelläre Umschichtung und vielleicht nachträglich eine Einlagerung von Fettstoffen sind die Folge.

2. Das *Atherom als cellulares Proliferat.* Es liegt ebenfalls an funktionell belasteten, geweblich aber geeigneten Stellen, also dort, wo die Intima breit und zellreich ist. Es stellt die Antwort des intimalen Mesenchymschwammes auf die verschiedensten Insulte dar, mechanische und humorale. Ich stelle mir vor, daß dieses

Atherom sowohl die Folge einer hämodynamischen Belastung (Blutdruckkrise) als auch einer stofflich-chemischen Läsion sein kann. Es entsteht im Tierversuch sicher und beim Menschen vielleicht durch hormonelle Umstimmung (ACTH-, Cortison-Wirkung, Cholesterinfütterung, Vitamin A-freie Nahrung, Pyridoxin-Defizit, Cholin-Mangel u.dgl.). Es geht mit einer Umstellung des normalen Enzymmusters der Intima einher.

Hilz vermutet, daß die in allen Atheromen nachweisbare Vermehrung der sauren Mucopolysaccharide über Uridindiphosphoglucose, genauer: durch vermehrtes Auftreten des Fermentes UDPG-Pyrophosphorylase in Szene geht.

Das an sauren Mucopolysacchariden reiche, zunächst rein cellulare Atherom ist im Anfang fettarm. Aber es zeigt eine Fettphanerose und kann in kurzer Zeit schaumzellig umgewandelt werden. Solange das Atherom als cellulares Proliferat gelten kann, ist es gegen Störungen der Zellatmung empfindlich. Hypoxische Schäden können eine folgenschwere Ödemnekrose mit Verquellung der Intima und Lichtungsverschluß hervorrufen.

Die eingangs erwähnte These von W. H. Hauss, daß der Arteriosklerose eine Steigerung der Produktion von sauren Mucopolysacchariden vorangehe, dürfte für die Sklerosen dieser Gangart — vielleicht ganz überwiegend oder gar nur für diese, d.h. also für Sklerosen, welche mit dem cellularen Atherom beginnen — Gültigkeit beanspruchen.

3. Der *Initialthrombus im Sinne von* Duguid ist häufiger, als man denken sollte. Er entsteht bei jeder Störung der fibrinolytischen Aktivität, also in weiterem Sinne bei jeder Alteration in der Kooperation von Strombahnufer und plasmatischem Randstrom. Es gibt wohl keine Arteriosklerose, bei der diese Vorgänge nicht irgendeine Rolle spielten. Die abgeschiedenen Fibrinmassen können unter Mitwirkung der Uferzellen inkorporiert, d.h. der Intima zugeschlagen werden. So mag es zu einer bescheidenen Verdickung der Intima kommen. Es ist aber wichtig, drei Punkte herauszustellen:

(a) Die quantitative Leistung dieser, wie ich es nennen darf, Initialthrombose bezüglich der Entwicklung einer Atherombildung ist wahrscheinlich bescheiden. (b) Die vergleichsweise stärkste mikrothrombotische Sedimentation findet nur über solchen Intimae statt, die noch keine älteren arteriosklerotischen Veränderungen tragen. (c) Diese Vorgänge scheinen mir vor allem dort eine Rolle zu spielen, wo die eingangs gezeigten „funktionellen Strukturen" gelegen sind. Sie wirken mit bei der Nivellierung der physiologischen Riffel. — Grundsätzlich offen muß vorläufig die Frage bleiben, ob diese Vorgänge einer Initialthrombose tatsächlich über einer völlig intakten Intima in Gang kommen. Wer kann schon mit Sicherheit behaupten, daß Endothelschäden etwa im elektronenoptisch sichtbar zu machenden Bereich nicht vorhanden wären? Zu dieser Gangart gehören auch die „entzündlichen Sklerosen".

4. Die alimentäre oder aus anderen Ursachen herrührende Fettbelastung der Gefäßwände kann ein Initialxanthom, d.h. *Fettspeicherung in und unter dem Endothel,* ich nenne das „Fettwarze", hervorrufen.

Danach — a potiori fit denominatio — kann man vier Gangarten unterscheiden. *Alle diese Veränderungen entstehen nur bei einer geeigneten Konstellation.* Diese wird determiniert durch

1. einen *Wandfaktor* (dies bedeutet, daß die örtlichen Voraussetzungen in der Arterie für die Entwicklung eines die pathologisch-anatomische Diagnose „Arteriosklerose" gestattenden Bildes gegeben sein müssen);

2. einen *Allgemeinfaktor* (hierunter verstehe ich eine *geeignete* hämodynamische und humorale „Belastung" der Gefäßwand);

3. einen *Schrankenfaktor* (danach muß eine Situation gegeben sein, welche entweder die für die plasmatische Einsickerung erforderliche Permeation gestattet, steigert oder verändert, die Entwicklung eines physiologischen Fibrinfilmes stört, oder aber eine mikrothrombotische Sedimentation wird inszeniert).

Möge man mir es nachsehen, daß der pathologische Anatom dazu neigt, folgendes zu präzisieren:

Voraussetzung dafür, daß klinisch relevante, also stärkere Grade einer Arteriosklerose entstehen, ist, *daß die Gefäßwand auch „mitmachen" will.* Dies bedeutet:

1. Eine einfache Fettbelastung der Intima macht zwar eine Speicherungsxanthomatose, aber keine eigentliche Skleratheromatose.

2. Eine einfache Blutdrucksteigerung ohne gleichzeitige allgemeine Stoffwechselstörung erzeugt keine Skleratheromatose.

3. Eine einfache Lockerung der inneren Festigkeit der Schlagaderwände z.B. die Medionecrosis disseminata cystica aortae senilis

im Sinne von CELLINA hat mit einer Arteriosklerose zunächst nichts zu tun.

4. auch eine etwaige Mikroblutung im Sinne einfacher Dissektion der tieferen Mediaschichten aus den Vasa vasorum, die man in den muskulären Schlagadern nicht selten sehen kann, erzeugt allenfalls ein atheröses Hämatom, aber keine Arteriosklerose.

Nur wenn *mehrere* Faktoren, freilich in unterschiedlich starkem Ausmaß, erfüllt sind, führen Ödemnekrose des Atheromes oder plasmatisch-infiltrativ entstandene, verfettete Ödemstraße bei Freigabe der Verschiebeschichten zur dissezierenden, also höhergradigen Arteriosklerose.

Danach kann man aus den 4 Gangarten *2 Hauptformen* der Arteriosklerose herausschälen:

I. Die vulgäre Arteriosklerose des Menschen jenseits der Lebenswende.

Sie geht einher mit

1. Änderung von Blutdruck und Blutfettwerten,
2. Umbau der Krümmerstrecken und Seitenarterienostien,
3. Ödemstraßen mit Verschlackung,
4. Lockerung der inneren Wandhalterung mit Verlust des Ökonomieprinzips der Arterienfunktion.

II. Die Arteriosklerose des jüngeren Menschen.

Als Modell mag die Coronarsklerose dienen. Das zellreiche Atherom zeigt eine zunächst staubförmige Verfettung, eine Steigerung der Oxydoreduktionen, ein mucoides Beet und wird selbst das Opfer einer durch Quellung und Obturation der Arterienlichtung bedrohlichen Ödemnekrose.

Dies ist nicht alles, was bedacht werden muß. Die moderne Chirurgie hat uns gezeigt, daß kunstvoll eingebaute Gefäßprothesen bei längere Zeit in situ gelegenen By-pass- (also Umweg)-Anastomosen *auch* eine Art von Arteriosklerose, jedenfalls eine fettreiche plasmatische Abscheidung in den neu entstandenen Intimae erwerben können. Das regt doch sehr zum Nachdenken an. Nach dem aktuellen Stande unserer pathogenetischen Einsicht ist es ganz unwahrscheinlich, daß eine eigentliche kausale Therapie der Sklerose schlechthin möglich ist.

So verstanden werden viele Mischformen unserer Gangarten als konstitutionell bedingt oder mitbedingt gelten dürfen.

Unser Leben ist in ein eigenartiges Spannungsfeld gestellt. Denn die Auffassung der *Arteriosklerose als konstitutionspathologisches Phänomen* würde gerade uns als Ärzten die Freiheit geben, durch eine den individuellen Besonderheiten wirklich angemessene, disziplinierte Lebensführung das Unabwendbare in erträglichen Grenzen zu halten. Die Arteriosklerose, so wie ich sie sehe, ist ein Problem der *anthropologischen Medizin.* Arteriosklerose ist nicht gleich Arteriosklerose. Daher rührt die Schwierigkeit, sie zu verstehen und die mannigfach offenbar gewordene Unmöglichkeit einer Verständigung.

Die persönliche Auseinandersetzung mit der in unser somatisches Fatum verwobenen Bedrohung unserer individuellen Existenz setzt eine höhere Einsicht, eine sittliche Reife und die seltene Fähigkeit voraus, eine im eigentlichen Sinne selbständige, innerlich freie, d.h. unabhängige Lebensgestaltung zu exemplifizieren.

Literatur

ALBERTINI, A. v.: 2. Teil: Studien zu Aetiologie der Arteriosklerose. Die Bedeutung entzündlicher Erkrankungen der Koronararterien, (im besonderen der „Arteriitis stenosans coronariae") für die Pathogenese der Koronarsklerose. Schweiz. Z. Path. **1**, 163 (1938).

— Zur Frage der juvenilen Koronarsklerose. Schweiz. med. Wschr. **73**, 796 (1943).

— Nochmals zur Pathogenese der Coronarsklerose Cardiologia (Basel) **7**, 233 (1943).

— Pathologie und Therapie der entzündlichen, nicht spezifischen Arterienerkrankungen. Path. anat. Teil. Helv. med. Acta **11**, 233 (1944).

— Demonstration elektronenmikroskopischer Kapillarbefunde. Path. et Microbiol. (Basel) **23**, 207 (1960).

ANITSCHKOW, N.: Über die Veränderungen der Kaninchenaorta bei experimenteller Cholesterin steatose. Beitr. path. Anat. **56**, 379 (1913).

— Über die Atherosklerose der Aorta beim Kaninchen und über deren Entstehungsbedingungen. Beitr. path. Anat. **59**, 306 (1914).

— Das Wesen und die Entstehung der Atherosklerose. Ergebn. inn. Med. Kinderheilk. **28**, 1 (1925).

— Zur Histophysiologie der Arterienwand. Klin. Wschr. **4**, 2233 (1925).

— Experimental arteriosclerosis in animals. In: E. V. COWDRY, Arteriosclerosis, p. 271—322. New York: MacMillan 1933.

—, u. S. CHALATOW: Über experimentelle Cholesterinsteatose und ihre Bedeutung für die Entstehung einiger pathologischer Prozesse. Zbl. allg. Path. path. Anat. **24**, 1 (1913).

ARNOLD, J.: Ueber Diapedesis. Virchows Arch. path. Anat. **58**, 203, 231 (1873).

BARROWS, C. H., and B. F. CHOW: Studies on enzymes in arterial tissue. In: A. I. LANSING, The arterial wall. Baltimore 1959.

BATCHELOR, W. H. (intr. by WALTER BAUER): Lipid sequestration on carboxylate exchange resin and artereal elastic. Amer. Physiol. Soc., 78. Tagg 15.—19. 4. 1957, Chicago. Fed. Proc. **16**, 8 (1957).

BATCHELOR, W. H., and CH. LEVENE: Collagen and Ground Substance. In: A. I. LANSING, The arterial wall, p. 113ff. Baltimore 1959.

BJÖRLING, E.: Über mukoides Bindegewebe. Virchows Arch. path. Anat. **205**, 71 (1911).

BREDT, H.: Morphologie und Pathogenese der Arteriosklerose. In: G. SCHETTLER, Arteriosklerose, S. 6ff. Stuttgart: Georg Thieme 1961.

BOEMKE, F.: Der plötzliche Tod aus natürlicher Ursache bei Soldaten während des vergangenen Krieges. Frankfurt. Z. Path. **59**, 104 (1947/48).

BÜRGER, M.: Die Physiosklerose und Arteriosklerose. In: Altern und Krankheit, 3. Aufl., S. 397. Leipzig: Georg Thieme 1957.

BURCK, H. C., u. F. HARTMANN: Beitrag zur Korrelation von Stoffwechselintensität und Wandschaden der Aorta am Beispiel der experimentellen Aortensklerose der Ratte. Beitr. path. Anat. **129**, 32 (1963).

CELLINA, M.: Medionecrosis disseminata aortae. Virchows Arch. path. Anat. **280**, 65 (1931).

DANIELLI, J. F., and A. STOCK: The structure and permeability of blood capillaries. Biol. Rev. **19**, 81 (1944).

DAUGS, I.: Die „funktionellen Strukturen" der Aortenwand im Sinne von PAUL ERNST. In Diss. Kiel 1961.

DOERR, W.: Experimenteller Lathyrismus. Verh. dtsch. Ges. Path. **44**, 145 (1960).

— Morphologische Untersuchungen zur Entstehung der Aortensklerose. Dtsch. med. Wschr. **85**, 1401, 1417 (1960).

— Durchblutungsstörungen. Vasculäre Voraussetzungen, allgemeine pathologische Anatomie. 67. Tagg Dtsch. Ges. Inn. Med. 1961, S. 167.

— Diskussionsbemerkung zu B. STAMPFL. Verh. dtsch. Ges. Path. **46**, 276 (1962).

— Pathologie der herznahen großen Gefäße. In: W. BARGMANN u. W. DOERR, Das Herz des Menschen, S. 894. Stuttgart: Georg Thieme 1963.

—, u. KL. GOERTTLER: Längsschnittpathologie der Aorta. Verh. dtsch. Ges. Path. **42**, 235 (1959).

DUGUID, J. B.: Atheroma of the aorta. J. Path. Bact. **29**, 371 (1926).

— Thrombosis as a factor in the pathogenesis of coronary atherosclerosis. J. Path. Bact. **58**, 207 (1946).

— Thrombosis as a factor in the pathogenesis of aortic atherosclerosis. J. Path. Bact. **60**, 57 (1948).

— Pathogenesis of atherosclerosis. Lancet **1949**, II 925—927.

— Mural thrombosis in arteries. Dep. of Path. Univ., Durham. Brit. med. Bull. **11**, 36—38 (1955).

ECK, BRUNO: Technische Strömungslehre, 6. Aufl. Berlin-Göttingen-Heidelberg: Springer 1961.

ERDHEIM, J.: Medionecrosis aortae idiopathica. Virchows Arch. path. Anat. **273**, 454 (1929).

— Medionecrosis aortae idiopathica cystica. Virchows Arch. path. Anat. **276**, 187 (1930).

ERNST, P.: Über eine funktionelle Struktur der Aortenwand. Beitr. path. Anat. **63**, 141 (1916).

ESSBACH, H.: Pathologische Anatomie der kranken Gefäßwand. In: R. EMMRICH u. E. PERLICK, Gefäßwand und Blutplasma, S. 1. Jena: Gustav Fischer 1961.

GEIGER, W. s. B. J. GEIGER, H. STEENBOCK, and H. T. PARSONS: Lathyrism in the rat. J. Nutr. **6**, 427 (1933).

GLATZEL, H.: Nahrungsfett und Herzinfarkt. Dtsch. med. Wschr. **85**, 1296 (1960).
— Nahrungsfett und Herzinfarkt. Schlußwort zu Ancel Keys. Dtsch. med. Wschr. **86**, 2493 (1961).
GRUBER, G. B.: Kasuistik und Kritik der Periarteriitis nodosa. Zbl. Herz- u. Gefäßkr. **18**, 145 (1926).
— Zur Buergerschen Thrombangitis obliterans. Verh. dtsch. path. Ges. **24**, 290 (1929).
GSELL, O.: Wandnekrosen der Aorta als selbständige Erkrankung und ihre Beziehungen zur Spontanruptur. Virchows Arch. path. Anat. **270**, 1 (1928).
HARTMANN, F., KL. SEIERT u. F. BÖLSING: Experimenteller Lathyrismus. Modell einer generalisierenden Mesenchymerkrankung. Z. Zellforsch. **59**, 358 (1963).
HAUSS, W.: Pathogenese der Coronarsklerose und des Herzinfarktes. Verh. dtsch. Ges. inn. Med. **69**, 554 (1963).
HILZ, H., u. D. UTERMANN: Der Sulfatstoffwechsel der Gefäßwand in Beziehung zur Arteriosklerose und seine Beeinflussung durch Sexualhormone. Biochem. Z. **332**, 376 (1960).
HILZ, W.: Gefäßwand- und Blutfaktoren bei der Arteriosklerose. Vortrag über exp. Atherosklerose. Tremsbüttel 20. 10. 1961. Ref. in J. Atheroscler. Res. **1**, 372 (1962).
HIS, W.: Die Häute und Höhlen des Körpers. Academisches Programm, Basel 1865.
HOLLE, G.: Über Lipoidose, Atheromatose und Sklerose der Aorta und deren Beziehungen zur Endaortitis. Virchows Arch. path. Anat. **310**, 160 (1943).
HOYER, H.: Ein Beitrag zur Histologie bindegewebiger Gebilde. Arch. Anat., Physiol. u. wiss. Med. **1865**, 204.
HUECK, W.: Über Arteriosklerose. Münch. med. Wschr. **85**, 1 (1938) (OTTO v. BOLLINGER, Ged.-Vorlesg 24. 11. 1937).
IGNATOWSKI: Über den Einfluß der animal. Nahrung auf den Kaninchenorganismus. Ber. k. mil. med. Akad. St. Petersburg **16** (1908).
— Über die Veränderungen der parenchymatösen Organe unter dem Einflusse des animal. Eiweißes. Ber. k. mil. med. Akad. St. Petersburg **17** (1908).
— Über die Wirkung des tierischen Eiweißes auf die Aorta und die parenchymatösen Organe der Kaninchen. Virchows Arch. path. Anat. **198**, 248 (1909).
JÄGER, E.: Zur histologischen Ausheilung der Periarteriitis nodosa und deren Beziehungen zur juvenilen Atherosklerose. Virchows Arch. path. Anat. **288**, 833 (1933).
JIPP, P.: Die Mediastruktur der Aorta an den Seitenarterienostien und deren Bedeutung für den Einstrom von Blutplasma. Beitr. path. Anat. **126**, 29 (1962a).
—, u. KL. SEIFERT: Das Konstruktionsprinzip der Aortenmedia. In: W. DOERR, Perfusionstheorie der Arteriosklerose, S. 77. Stuttgart: Georg Thieme 1963.
JORES, L.: Arterien. In: Handbuch der speziellen pathologischen Anatomie, Bd. 2, S. 608. Berlin: Springer 1924.
KÁRMÁN, TH. v.: Über den Mechanismus des Widerstandes, den ein bewegter Körper in einer Flüssigkeit erfährt. Nachr. kgl. Ges. Wiss. Göttingen, mat.-phys. Kl. **1911**, 509.

KÁRMÁN, TH. V.: Über den Mechanismus des Widerstandes, den ein bewegter Körper in einer Flüssigkeit erfährt. Nachr. kgl. Ges. Wiss. Göttingen, mat.-phys. Kl. **1912**, 547.

KEYS, A.: Nahrungsfett und Herzinfarkt. Dtsch. med. Wschr. **86**, 2490, 2493 (1961).

KIRK, J. E.: Mucopolysaccharides of arterial tissue. In: A. I. LANSING, The arterial wall, S. 161. Baltimore 1959.

KLINGE, F.: Der Rheumatismus. Ergebn. allg. Path. path. Anat. **27**, 1 (1933).

LANGHANS, TH.: Beiträge zur normalen und pathologischen Anatomie der Arterien. Virchows Arch. path. Anat. **36**, 187 (1866).

LANSING, A. I.: Elastic tissue. In: A. I. LANCING, The arterial wall, p. 136. Baltimore 1959.

LINZBACH, A. J.: Die Bedeutung der Gefäßwandfaktoren für die Entstehung der Arteriosklerose. Verh. dtsch. Ges. Path. **41**, 24 (1957/58).

— Die allgemeine Pathogenese der Gefäßkrankheiten. In: M. RATSCHOW, Angiologie, S. 140. Stuttgart: Georg Thieme 1959.

— Die funktionelle Anatomie der Blutgefäße. Dtsch. med. J. **10**, 25 (1959).

MEESSEN, H.: Experimentelle Untersuchungen zum Collapsproblem. Beitr. path. Anat. **102**, 101 (1939).

— Arterielle Thrombosen nach Lungenschuß. Beitr. path. Anat. **105**, 432 (1941).

— Morphologische Beiträge zur Coronarthrombose und zur Pathologie des Myokardstoffwechsels. Regensburg. Jb. ärztl. Fortbild. **7**, 57 (1959).

MOMMAERTS, W. F. H. M.: Perspectives in the study of arterial muscle. In: A. I. LANSING, The arterial wall, S. 46ff. Baltimore 1959.

MOSCHNER, D.: Über die Existenz von Verschiebeschichten in der Aortenwand des Menschen und ihre Bedeutung für die Pathogenese der Skleratheromatose. In. Diss. Kiel 1961.

MÜLLER, E.: Die tödliche Coronarsklerose bei jüngeren Männern. Beitr. path. Anat. **110**, 103 (1949).

— Pathologische Anatomie der Coronarthrombose unter besonderer Berücksichtigung der Coronarsklerose und Atheromatose. Verh. dtsch. Ges. Kreisl.-Forsch. **21**, 3 (1955).

PAGE, I. H.: Atherosclerosis. An introduction. (The Lewis A. Connor Memorial Lecture.) Circulation **10**, 1 (1954).

PERLICK, E.: Gefäßwand und Gerinnungsfaktoren. In: R. EMMRICH u. E. PERLICK, Gefäßwand- und Blutplasma, S. 211. Jena: Gustav Fischer 1961.

PETERSEN, H.: Färben mit Säurealizarinblau. Z. wiss. Mikr. **41**, 363 (1924).

— Über die mechanische Bedeutung des Baues der Aortenwand. Wilhelm Roux' Arch. Entwickl.-Mech. Org. **106**, 11 (1925b).

PEZOLD, F. A.: Lipide und Lipoproteide im Blutplasma. Berlin-Göttingen-Heidelberg: Springer 1961.

PIERACH, A., u. K. SIEDOW: Klinik der peripheren Arteriosklerose. Nauheimer Fortbildungslehrgänge **23**, 56 (1958).

POLICARD: Zit. nach A. v. ALBERTINI 1960.

RECKLINGHAUSEN, F. v.: Cf. GG. HAUSER, S.ber. physikal. med. Societät Erlangen, 10. 11. 1910 (Bd. 42).

RÖSSLE, R.: Über die serösen Entzündungen der Organe. Virchows Arch. path. Anat. **311**, 252 (1943).

ROKITANSKY, C. v.: Lehrbuch der pathologischen Anatomie, Bd. II, S. 306ff. Wien: Wilh. Braumüller 1956.

ROTTER, WG.: Über die Bedeutung der Ernährungsstörung, insbesondere des Sauerstoffmangels für die Pathogenese der Gefäßveränderungen mit besonderer Berücksichtigung usw. Beitr. path. Anat. **110**, 46 (1949).
— Allgemeine und spezielle Pathologie der Arteriosklerose. Nauheimer Fortbildungslehrgänge **23**, 8 (1958).
RÜHL, A.: Über die Gangarten der Arteriosklerose. Provinzielle Ausbreitung und Charakter mit besonderer Berücksichtigung des röntgen-anatomischen Bildes. Veröff. Kriegs-Konstit. path. H. 21. Jena: Gustav Fischer 1929.
SCHETTLER, G.: Ätiologie und Prophylaxe der Arteriosklerose. Internist **2**, 119 (1961).
— Arteriosklerose. Stuttgart: Georg Thieme 1961.
— Herzinfarkt. Dtsch. med. Wschr. (im Druck).
SCHULTZ, A.: Über die Chromotropie des Gefäßbindegewebes in ihrer physiologischen und pathologischen Bedeutung, insbesondere ihre Beziehung zur Arteriosklerose. Virchows Arch. path. Anat. **239**, 415 (1922).
SCHWARTZ, C. J.: The nature of the groundsubstance changes in experimental lathyrism and their effect on atherogenesis in cholesterol fed rabbits. Brit. J. exp. Path. **40**, 44 (1959).
SEIFERT, KL.: Über experimentelle Atheromatose der Kaninchenaorta. Z. Zellforsch. **61**, 276 (1963).
SELYE, H.: The physiology and pathology of exposure to stress. Montreal (Canada): ACTA, Inc. Med. Publishers 1950.
SIEBECK, R.: Die prämorbide Persönlichkeit. Aus C. ADAM und F. KURTIUS, Individualpathologie, S. 60. Jena: Gustav Fischer 1939.
SMETANA, H.: Vasa nutritia der Aorta. Virchows Arch. path. Anat. **274**, 170 (1930).
STEINBISS, W.: Über experimentelle alimentäre Atherosklerose. Virchows Arch. path. Anat. **212**, 152 (1913).
ULE, G.: Experimenteller Neurolathyrismus. Verh. dtsch. Ges. Path. **45**, 335 (1961).
VIRCHOW, R.: Die Cellularpathologie, 2. Aufl., S. 309 u. 324. Berlin: A. Hirschwald 1859.
WALTHARD, B.: Die Koronarsklerose bei Jugendlichen. Schweiz. med. Wschr. **72**, 1261 (1942).
WEXLER, B. C., and B. F. MILLER: Severe arteriosclerosis and other Diseases in the rat produced by corticotrophin. Science **127**, 590 (1958).
— Coronary Arteriosclerosis and Thrombosis in the rat. Proc. Soc. exp. Biol. (N.Y.) **100**, 573 (1959).
WILENS, S. L.: The experimental production of lipid deposition in excised arteries. Science **114**, 389 (1951)
—, and C. M. PLAIR: A method of equating age and arteriosclerosis at necropsy. Arch. Path. **70**, 149 (1960).
WOERMER, CH. A.: Vasa vasorum of arteries. Their demonstration and Distribution. In: A. I. LANSING, The arterial wall, p. 1. Baltimore 1959.
WOLKOFF, K.: Über die experimentelle Atherosklerose der Coronararterien bei Kaninchen. Beitr. path. Anat. **85**, 386 (1930).
ZWEIFACH, B. W.: Structure and Behavior of Vascular endothelium. In: A. I. LANSING, The arterial wall, p. 15. Baltimore 1959.

Inhalt des Jahrgangs 1950:

1. W. Troll und W. Rauh. Das Erstarkungswachstum krautiger Dikotylen, mit besonderer Berücksichtigung der primären Verdickungsvorgänge. DM 13.40.
2. A. Mittasch. Friedrich Nietzsches Naturbeflissenheit. DM 8.80.
3. W. Bothe. Theorie des Doppellinsen-β-Spektrometers. DM 1.90.
4. W. Graeub. Die semilinearen Abbildungen. DM 7.20.
5. H. Steinwedel. Zur Strahlungsrückwirkung in der klassischen Mesonentheorie. — Die klassische Mesondynamik als Fernwirkungstheorie. DM 1.80.
6. B. Haccius. Weitere Untersuchungen zum Verständnis der zerstreuten Blattstellungen bei den Dikotylen. DM 6.20.
7. Y. Reenpää. Die Dualität des Verstandes. DM 6.80.
8. Petersson. Konstruktion der Modulformen und der zu gewissen Grenzkreisgruppen gehörigen automorphen Formen von positiver reeller Dimension und die vollständige Bestimmung ihrer Fourierkoeffizienten. DM 9.80.

Inhalt des Jahrgangs 1951:

1. A. Mittasch. Wilhelm Ostwalds Auslösungslehre. DM 11.20.
2. F. G. Houtermans. Über ein neues Verfahren zur Durchführung chemischer Altersbestimmungen nach der Blei-Methode. DM 1.80.
3. W. Rauh und H. Reznik. Histogenetische Untersuchungen an Blüten- und Infloreszenzachsen sowie der Blütenachsen einiger Rosoideen, I. Teil. DM 10.—.
4. G. Buchloh. Symmetrie und Verzweigung der Lebermoose. Ein Beitrag zur Kenntnis ihrer Wuchsformen. DM 10.—.
5. L. Koester und H. Maier-Leibnitz. Genaue Zählung von β-Strahlen mit Proportionalzählrohren. DM 2.25.
6. L. Heffter. Zur Begründung der Funktionentheorie. DM 2.30.
7. W. Bothe. Die Streuung von Elektronen in schrägen Folien. DM 2.40.

Inhalt des Jahrgangs 1952:

1. W. Rauh. Vegetationsstudien im Hohen Atlas und dessen Vorland. DM 17.80.
2. E. Rodenwaldt. Pest in Venedig 1575—1577. Ein Beitrag zur Frage der Infektkette bei den Pestepidemien West-Europas. DM 28.—.
3. E. Nickel. Die petrogenetische Stellung der Tromm zwischen Bergsträßer und Böllsteiner Odenwald. DM 20.40.

Inhalt des Jahrgangs 1953/1955:

1. Y. Reenpää. Über die Struktur der Sinnesmannigfaltigkeit und der Reizbegriffe. DM 3.50.
2. A. Seybold. Untersuchungen über den Farbwechsel von Blumenblättern, Früchten und Samenschalen. DM 13.90.
3. K. Freudenberg und G. Schuhmacher. Die Ultraviolett-Absorptionsspektren von künstlichem und natürlichem Lignin sowie von Modellverbindungen. DM 7.20.
4. W. Roelcke. Über die Wellengleichung bei Grenzkreisgruppen erster Art. DM 24.30.

Inhalt des Jahrgangs 1956/1957:

1. E. Rodenwaldt. Die Gesundheitsgesetzgebung des Magistrato della sanità Venedigs 1486—1550. DM 13.—.
2. H. Reznik. Untersuchungen über die physiologische Bedeutung der chymochromen Farbstoffe. DM 16.80.
3. G. Hieronymi. Über den alternsbedingten Formwandel elastischer und muskulärer Arterien. DM 23.—.
4. Symposium über Probleme der Spektralphotometrie. Herausgegeben von H. Kienle. DM 14.60.